# 基层妇幼健康服务操作手册

| | |
|---|---|
| 顾　　问 | 阴赪宏 |
| 主　　编 | 韩历丽　吴青青 |
| 副 主 编 | 杨惠娟　鲍成臻 |
| 编　　委 | （以姓氏笔画为序） |

|  |  |  |  |
|---|---|---|---|
| 于　莹 | 于洪艳 | 王　丹 | 刘凤洁 |
| 刘军卓 | 刘凯波 | 闫　明 | 李　陵 |
| 李一辰 | 李光辉 | 李秀梅 | 杨海河 |
| 杨惠娟 | 何　辉 | 沈　洁 | 沈汝冈 |
| 张　月 | 张　雪 | 张　雯 | 张永明 |
| 张丽晋 | 张晓文 | 陈雪辉 | 邵文杰 |
| 郑　薇 | 孟　超 | 段爱红 | 徐宏燕 |
| 高丽丽 | 陶　荣 | 曹　霞 | 隗秋连 |
| 韩历丽 | 鲍成臻 | 魏　巍 | 魏乾伟 |

| | |
|---|---|
| 数字秘书 | 鲍成臻 |
| 图片秘书 | 张　轶 |

人民卫生出版社

·北京·

**图书在版编目（CIP）数据**

基层妇幼健康服务操作手册 / 韩历丽，吴青青主编 .

北京：人民卫生出版社，2025. 6. -- ISBN 978-7-117

-37751-5

Ⅰ. R172. 2

中国国家版本馆 CIP 数据核字第 2025JP8984 号

| | | |
|---|---|---|
| **人卫智网** | **www.ipmph.com** | 医学教育、学术、考试、健康， |
| | | 购书智慧智能综合服务平台 |
| **人卫官网** | **www.pmph.com** | 人卫官方资讯发布平台 |

**基层妇幼健康服务操作手册**
Jiceng Fuyou Jiankang Fuwu Caozuo Shouce

主　　编：韩历丽　吴青青

出版发行：人民卫生出版社（中继线 010-59780011）

地　　址：北京市朝阳区潘家园南里 19 号

邮　　编：100021

E - mail：pmph @ pmph.com

购书热线：010-59787592　010-59787584　010-65264830

印　　刷：三河市宏达印刷有限公司

经　　销：新华书店

开　　本：889 × 1194　1/32　　印张：7

字　　数：169 千字

版　　次：2025 年 6 月第 1 版

印　　次：2025 年 7 月第 1 次印刷

标准书号：ISBN 978-7-117-37751-5

定　　价：48.00 元

打击盗版举报电话：**010-59787491**　E-mail：WQ @ pmph.com

质量问题联系电话：**010-59787234**　E-mail：zhiliang @ pmph.com

数字融合服务电话：**4001118166**　E-mail：zengzhi @ pmph.com

　　本书聚焦北京市妇幼保健工作，立足基层医疗卫生机构妇幼保健人员的工作性质与内容，围绕孕产期保健、儿童保健、妇女保健等全生命周期保健服务，突出专业性和实用性。作为一本指导基层医疗卫生机构妇幼健康工作实践的工具书，本书旨在提升基层妇幼保健人员的实操能力，帮助其优质、高效地完成妇幼健康基本公共卫生工作，为妇女儿童健康切实保障。

　　本书分两篇：第一篇为妇女保健篇，包括为孕妇建立《北京市母子健康手册》、孕期健康教育、孕产期营养保健、出生缺陷与母婴传播疾病预防、妊娠风险筛查、妊娠期常见疾病识别与管理、孕期追访、产后访视、产褥期保健指导、妇女常见病及两癌筛查、避孕咨询指导；第二篇为儿童保健篇，包括新生儿访视、0~6岁儿童健康检查、0~6岁儿童心理保健、0~6岁儿童健康指导。书中配有视频教学资料，通过真实场景模拟直观展示妇女保健和儿童保健的工作内容、流程与检查方法，重点突出、操作性强，可有效提升基层妇幼保健人员的实践能力，尤其适合新上岗人员培训使用。

　　本书的出版旨在惠及北京市基层医疗卫生机构，并以首善标准为全国基层机构提供参考，助力妇幼保健工作规范开展，筑牢基层网底，为建立规范化妇幼培训体系提供保障。限于编者水平,书中难免存在疏漏,恳请读者和同行批评指正,我们将虚心听取意见并不断完善。

韩历丽　吴青青

2025 年 2 月

# 目 录 |

## 第一篇　妇女保健篇

## 第二篇　儿童保健篇

# 第一篇

## 妇女保健篇

# 第一章
## 为孕妇建立《北京市母子健康手册》

### 学习重点

1. 掌握建立《北京市母子健康手册》的方法和流程。
2. 熟悉建立《北京市母子健康手册》的原则。

《中华人民共和国母婴保健法实施办法》及《北京市实施〈中华人民共和国母婴保健法〉办法》中明确规定,医疗保健机构应当提供"建立围产保健档案"服务。根据 2017 年《国家基本公共卫生服务规范(第三版)》要求,北京市基层医疗卫生机构开展孕 13 周前建册、高危因素初筛、孕期追访以及产后访视工作,并通过北京市妇幼保健网络信息系统录入孕产期保健信息,确保助产机构和基层医疗卫生机构信息互联互通,加强沟通协作,做到防治结合。

### 一、建册原则

北京市实施"谁建册、谁管理"原则,基层医疗卫生机构需完成建册、高危因素初筛、分级建档指导、高危孕妇追访、孕期健康指导及咨询、产后访视和孕产妇保健健康年报上报等工作,为母婴安全提供保障。

### 二、建册方法

建册对象:本市常住孕妇,包括本市户籍、外嫁京及在本市常住并拟在京分娩的非本市户籍孕妇。

建册时间：妊娠满 6 周后（按末次月经第一天算）。

建册方式：北京市实施现场建册、"云上妇幼"线上建册两种方式并行机制，孕妇结合自身情况自愿选择。

### 三、建册流程

（一）线下建册

1. 北京市妇幼保健网络信息系统完成建册，建册完成后打印信息系统中个人基础信息所对应的条形码，贴在《北京市母子健康手册》相应页面。

2. 对孕妇健康状况进行评估　询问既往史、家族史、个人史等，观察体态、精神等，并进行一般体格检查。根据病史、查体及查看孕妇携带的医学检查报告，填写并录入"北京市孕期高危因素初筛表"。

3. 保健指导　开展孕早期生活方式、心理和营养保健指导，特别要强调避免致畸因素和疾病对胚胎的不良影响，同时进行产前筛查和产前诊断的宣传告知。

4. 基本公共卫生服务项目宣传　基层医疗卫生机构妇女保健人员需确定孕妇是否符合享受"北京市孕产妇产前检查和产后访视补助"政策资格。

5. 建册完成，将《北京市母子健康手册》交给孕妇，并告知孕妇妥善保管，在各级医疗保健机构接受孕产期保健服务（包括产前检查和住院等）时，需携带本手册，以便填写及录入相关信息；告知孕妇使用本人建册手机号码注册的微信关注"北京妇幼健康服务"微信公众号，提醒其进行孕早期（孕 13 周前）、孕中期（孕 14~27 周）、孕晚期（孕 28 周后）及产后 42 天内各时期的心理筛查。

（二）线上建册

孕妇关注"北京妇幼健康服务"微信公众号或"云上妇幼"

公众服务小程序,选择线上建册,按照线上建册要求选择建册机构并填写建册基本信息及高危筛查信息。基层医疗卫生机构妇女保健人员每日查看并审核"云上妇幼"建册申请,与孕妇沟通确认建册信息并进行高危信息确认。基层医疗卫生机构妇女保健人员核查北京市妇幼保健网络信息系统《孕产期保健档案》信息与"云上妇幼"建册信息一致性后完成建册。孕妇线上建册后持电子条形码至助产机构建档、产检。

---

## 学习小结

为孕妇建立《北京市母子健康手册》是基层医疗卫生机构对孕产妇开展系统管理的起始,基层医疗卫生机构妇女保健人员本着"建册即管理"的原则,认真审核建册对象、建册材料,询问病史,做好高危因素初筛,建册后需开展建档指导、高危孕妇追访、孕期健康指导及咨询、产后访视和孕产妇保健健康年报上报。

(于洪艳 刘凤洁 于 莹)

# 第二章
# 孕期健康教育

## 一、孕早期健康教育

在孕早期，基层医疗卫生机构应开展孕早期生活方式、心理和营养保健指导，特别要强调避免致畸因素和疾病对胚胎发育的不良影响，告知和督促孕妇进行产前筛查和产前诊断；同时确定孕妇是否享受本地区免费基本公共卫生服务项目中的孕产妇系统保健服务，包括不少于 5 次的孕期保健和 2 次产后访视服务。具体健康教育内容如下：

1. 保持健康的生活方式

（1）睡眠及休息：孕妇要重视自我感受，睡眠时间比平时要多 1 小时左右，最低保证每日 8 小时睡眠。

（2）工作：避免重体力劳动，尤其需要避免频繁弯腰或上下楼梯的工作，避免剧烈振动或冲击可能波及腹部的工作，避免长时间站立以及高度紧张的流水线工作，避免在寒冷、高温环境下工作，避免接触胚胎毒性或致畸危险的化学物质、放射性物质的工作。

（3）衣着：穿宽松、穿脱方便、质地柔软、易吸汗棉织品的衣物。乳房最好选用宽松适宜、前开式的乳罩。不宜穿高跟鞋。

(4)洗澡:洗澡以淋浴为宜,浴室内铺设防滑垫,以防摔伤。

(5)牙齿保护:孕前进行口腔检查,治疗龋齿和牙龈问题;孕期注意口腔卫生,如牙龈红肿出血及时就诊。

(6)性生活:正常妊娠对性生活虽无禁忌,但孕早期、妊娠末期6周应节制或避免性生活,以防流产或胎膜早破发生。有反复流产、早产、阴道出血或严重妊娠合并症、并发症者,应避免性生活。

2. 启动孕期体重管理模式 孕期体重增加过多或过少对孕妇及胎儿都会有不良影响,妊娠期需监测孕妇体重变化。对于正常体重[体重指数(BMI)18.5~23.9kg/m²]的孕妇,孕中期(孕14~27周$^{+6}$)及晚期(孕28周至分娩)每周体重增长0.26~0.48kg,总增长8~14kg;超重孕妇(BMI 24.0~27.9kg/m²),孕中晚期每周体重增长0.22~0.37kg,总增长7~11kg;肥胖孕妇(BMI ≥ 28kg/m²)孕中晚期每周体重增加不超过0.30kg,总增长5~9kg。

3. 孕期适当运动 孕期适当运动对于孕妇身体健康以及胎儿发育有利。建议每周锻炼不少于5天,可选择散步、游泳、瑜伽、有氧操或骑自行车等中等强度有氧运动,运动量应以不感觉疲劳为标准,每日20~30分钟为宜。如果孕前没有运动习惯,孕期也应适当运动,循序渐进。如果孕妇患有轻度高血压、妊娠糖尿病等疾病,也不影响其参与运动;但合并严重内外科疾病、血压及血糖控制不佳、胎膜早破或存在早产风险的孕妇,不建议运动。

4. 避免胚胎发育不良因素

(1)避免发热:发热是常见的致畸因素。热度越高,持续越久,致畸性越强。感染是发热最常见的原因,因此,孕早期要避免接触发热患者,少去空气不佳、人员拥挤的公共场所,一旦出现感染症状或发热应立即去医院并采取降温治疗。其他可造成核心体温升高的行为,如高温作业、桑拿浴、热盆浴等,均应避免。

(2)避免接触烟酒:吸烟或被动吸烟均会影响胎儿,可能导致胎儿畸形、低出生体重以及发育迟缓等。孕妇大量饮酒会增加胎儿畸形率,胎儿酒精综合征可有畸形、发育迟缓及智力低下等表现。丈夫酗酒精子质量也会受影响。

(3)避免药物滥用:孕期生病必须治疗,避免讳疾忌医。同时也应注意药物对胎儿的不良影响,尤其是孕早期用药产生的致畸作用。建议孕妇患病时要及时就医,向医生说明自己已经怀孕,以便医生治疗中注意药物选择。

(4)避免接触有毒、有害物质:在工作、生活中应注意避免接触有毒、有害物质(如放射线、高温、铅、汞、苯、砷、农药等)。职业接触的物质性质不明时,可向医生咨询,做好防范工作。日常生活避免密切接触宠物。

5. 准确推算预产期　对于月经周期规律的女性(月经周期为 28 天),按末次月经(LMP,即最后一次月经来潮的第 1 天)算起,月份减 3 或加 9,日数加 7。若孕妇所述日期为农历日期,应先换算成公历日期再推算预产期。若孕妇记不清末次月经日期或哺乳期尚未月经来潮而受孕者,妊娠早期超声(孕 8~12 周)检测是估计孕周、推算预产期最准确的方法;还可以根据同房时间,早孕反应开始出现时间、胎动开始时间、子宫底高度等推算预产期,但不够准确。

6. 确定宫内妊娠,排除异位妊娠　判断妊娠可以通过血人绒毛膜促性腺激素(HCG)、尿 HCG 检查,但是要判断是否为宫内妊娠,最直接、便捷和准确的方式是超声检查。超声检查可以通过查看孕囊及胎心的位置来判断,能在子宫内看到孕囊及胎心则是宫内妊娠;孕囊在宫外就是异位妊娠。当然,HCG 值也可以辅助判断宫内妊娠或异位妊娠,HCG 值每隔日翻倍且增长比较快,一般是宫内妊娠;HCG值每隔日翻倍状况不佳则需要考虑异位妊娠的可能。应结合超声检查确定,避免漏诊,造成不良后果。

7. 北京市孕产妇产前检查和产后访视项目补助政策

(1)补助对象:北京市分娩的常住人口孕产妇,可享受免费建立《北京市母子健康手册》、5次产前检查(表1-2-1)及2次产后访视等项目补助政策。已参加生育保险、公费医疗等的孕产妇按原渠道报销,不重复享受该政策。

表1-2-1 北京市孕产妇产前检查补助项目内容

| 时间 | 检查项目 |
| --- | --- |
| 孕12周(含12周)前 | (1)基础检查:身高、体重、血压、胎心<br>(2)实验室检查:血常规 + 血型(ABO+Rh)、尿常规、肝功能、肾功能、乙肝表面抗原、人类免疫缺陷病毒抗体、梅毒血清学筛查、空腹血糖 |
| 孕16~20周(复查1次) | (1)基础检查:体重、血压、宫高、胎心<br>(2)实验室检查:血常规、尿常规<br>(3)妇科检查(宫颈检查)、阴道分泌物(清洁度 + 霉菌 + 滴虫)<br>(4)辅助检查:心电图 |
| 孕21~24周(复查1次) | (1)基础检查:体重、血压、宫高、胎心、腹围<br>(2)实验室检查:血常规、尿常规<br>(3)辅助检查:产前超声筛查 |
| 孕28~36周(复查1次) | (1)基础检查:体重、血压、宫高、胎心、胎位、腹围<br>(2)实验室检查:血常规、尿常规、肝功能、肾功能 |
| 孕37~40周(复查1次) | (1)基础检查:体重、血压、宫高、胎心、胎位、腹围<br>(2)实验室检查:血常规、尿常规<br>(3)骨盆测量<br>(4)胎心监护 |

(2)补助流程:孕产妇提前垫付产前检查和产后访视费用,在享有规定孕周和补助项目范围内的5次产前检查和2次产后访

视服务后,自分娩之日起 60 天内,将 5 次产前检查和 2 次产后访视的门诊收费专用收据(原件)返回建册的基层医疗卫生机构,经基层医疗卫生机构审核、存档后领取补助。逾期 60 天不领取补助金,视为自动放弃。

(3)实施机构:产前检查服务机构负责提供产前检查项目,基层医疗卫生机构负责政策宣传、收据审核、补助申报、发放等。

8. 如何有效应对妊娠剧吐　约有半数以上妇女在怀孕早期会出现早孕反应,包括头晕、疲乏、嗜睡、食欲不振、偏食、厌恶油腻、恶心、呕吐等。症状严重程度和持续时间因人而异,多数孕 6 周前后出现,8~10 周达到高峰,孕 12 周左右自行消失。少数孕妇早孕反应严重,频繁恶心呕吐,不能进食,以致发生体液失衡及新陈代谢障碍,甚至危及孕妇生命,这种情况被称为妊娠剧吐。如出现呕吐严重,体重快速下降 ≥ 2.5kg,应及时就医。

9. 关注产前筛查、产前诊断

(1)产前筛查:通过简便、经济、创伤小的方法,从所有孕妇中发现有先天性缺陷和遗传性疾病胎儿高风险的孕妇,以便进一步明确诊断。产前筛查方法包括临床咨询、医学影像、生化免疫、孕妇外周血胎儿游离 DNA 检测等。

1)中孕期血清学筛查(妊娠 15~20 周,最佳检测孕周为 16~18 周):检测母体血清中甲胎蛋白、HCG 和游离雌三醇的浓度,并结合孕妇年龄、体重、孕周等方面来综合判断胎儿罹患唐氏综合征(21- 三体综合征)、18- 三体综合征(爱德华综合征)、开放性神经管缺陷的危险系数。注意事项:建议空腹、超声检查核对孕周、确定抽血当天的体重。唐氏综合征或 18- 三体综合征结果为高风险建议行产前诊断;开放性神经管缺陷高风险,建议行胎儿结构超声检查进行诊断。产前筛查结果为临界风险(风险值介于高风险切割值与 1/1 000 之间),建议行孕妇外周血胎儿游离 DNA 检测,必要时行羊水穿刺进行产前诊断。若为低风险,建议常规产检、超声排畸检查。

2) 孕妇外周血胎儿游离 DNA 检测 [ 无创产前筛查 (NIPT)，适宜孕周为 12~22$^{+6}$ 周 ]：NIPT 的目标疾病为 3 种常见胎儿染色体非整倍体异常，即唐氏综合征、18- 三体综合征、13- 三体综合征。适用人群：错过血清学筛查最佳时间的孕妇，血清学筛查临界风险孕妇，有介入性产前诊断禁忌（如先兆流产未治愈、先兆早产、发热、出血、感染未愈等）的孕妇，双胎、试管婴儿在充分知情下选择。不适用人群：①孕周 <12 周；②夫妇一方有明确的染色体异常；③ 1 年内接受过异体输血、移植手术、异体细胞治疗等；④胎儿超声检查提示有结构异常须进行产前诊断；⑤有基因遗传病家族史或提示胎儿罹患基因病高风险；⑥孕期合并恶性肿瘤；⑦医生认为有明显影响结果准确性的其他情形。NIPT 检测结果为高风险，应进行介入性产前诊断。

3) 产前超声筛查：①胎儿颈后透明层厚度 (NT) 超声检查 (11~13$^{+6}$ 周)，测量胎儿颈部透明层厚度，若发现可疑异常建议绒毛活检或羊膜腔穿刺检查；②超声排畸 (20~24 周)，通过产前超声检查对胎儿各器官进行系统筛查，可以发现胎儿结构畸形，包括无脑儿、严重脑脊膜膨出、严重开放性脊柱裂、严重胸腹壁缺损并内脏外翻、单腔心、致死性软骨发育不良等。但应注意并不是所有胎儿畸形问题都能通过产前超声检查发现。

(2) 产前诊断：对胎儿进行先天性缺陷和遗传性疾病的诊断。诊断方法包括细胞遗传、分子遗传、生化免疫、影像学方法等。获取胎儿细胞的方法有羊膜腔穿刺 (16~22 周)、绒毛膜绒毛吸取术 (11~13$^{+6}$ 周)、经皮脐血管穿刺 (18 周以后)、胎儿镜 (18~24 周) 等。在介入性产前诊断中羊膜腔穿刺安全性最高，利用染色体核型分析、全染色体微阵列分析、染色体高通量测序、荧光原位杂交等技术分析羊水细胞，以诊断胎儿是否患有某些染色体疾病或者先天性疾病。适用人群：①预产期年龄 35 岁以上（包括 35 岁）的高龄孕妇;②产前筛查诊断的高危人群;③生育过染色体病患儿的孕妇;④夫妇一方为染色体异常携带者;⑤孕妇可能为某种 X 连锁遗传病基因携带者;⑥产前检查怀疑胎儿患染色体病的孕妇;⑦不明原因的反复流产或死胎、死产等情况者;⑧生育过不明原因智力低下或多发畸形儿的孕妇;⑨有明确遗传病家族史者;⑩其他需要进行产前诊断者。

10. 早期识别、预防流产　导致流产的原因较多,主要有胚胎染色体异常(占流产 50%~60%),母体严重内外科疾病、内分泌异常、免疫功能异常、黄体功能不全等因素,孕期过多接触放射线、有毒有害物质等也可能引起流产。根据导致流产的原因,预防流产的措施包括:①具有遗传性疾病家族史或不良妊娠、分娩史者,应于妊娠前咨询检查;②适龄怀孕,妇女最佳生育年龄为 25~29 岁,年龄过小、身体发育不成熟容易流产,年龄过大染色体易发生突变容易造成自然流产;③流产发生后应间隔半年以上,待子宫完全复原、全身状况恢复后再怀孕;④做好孕前体检,尤其是以往有流产史的女性更应全面检查,如发现疾病,先进行治疗,等到疾病治愈或疾病缓解,医生评价可以妊娠后再怀孕;⑤保持健康的生活方式,怀孕后避免接触有毒有害物质,避免剧烈运动,避免不良情绪刺激,保持良好的心态,怀孕前后应避免接触宠物;⑥治疗生殖道炎症也是预防流产的重要措施。

11. 早期识别、处理流产　如果女性在停经后有阴道少量出血、见红的情况,早孕反应消失,并伴随明显的腹痛症状,要警惕流产。此时应及时进行相关的检查,如超声、血 HCG 检查等,明确判断是否流产。先兆流产有时是胎儿发育不良的预报,尤其是早期流产(50%~60% 为胚胎染色体异常),晚期流产多为母体因素引起,应进行相应检查不要盲目保胎。

12. 孕期常见问题及解决对策　孕期常见问题包括水肿、腰背疼痛、腹痛下坠、孕期便秘、胸闷等,适当处理可有效缓解症状。

（1）水肿：孕期水肿是常见的问题，通常出现在足部和下肢，孕妇可以采用抬高水肿的肢体、避免过多盐分摄入等方式缓解症状。如果水肿迅速加重，警惕妊娠高血压及肾脏疾病风险，应尽快就医。如下肢水肿为非对称性并伴有下肢肌肉疼痛，应警惕下肢血栓可能，应及时就医。建议孕期适当活动，可穿着弹力袜等促进下肢回流，避免同一姿势长期静止状态，避免下肢血栓形成。

（2）腰背疼痛：随着子宫的增大，脊柱过度前凸，可导致腰背疼痛。日常活动尽量保持腰部挺直、轻轻按摩酸痛的肌肉、注意休息等措施可缓解疼痛；孕中晚期补钙可能有助于缓解症状。

（3）腹痛下坠：孕晚期胎儿不断长大，孕妇腹部以及全身负担也逐渐增加，进而出现下腹痛，并伴下坠感，适当休息可缓解；如为规律性下腹痛伴下坠感应警惕宫缩可能。

（4）孕期便秘：便秘可能与激素变化、胃动素分泌减少、胎儿压迫等有关。预防便秘的措施包括：多补充水分、适当增加膳食纤维含量丰富的食物、养成每日定时排便的习惯等。

（5）胸闷：孕期增大的子宫上推膈肌，可引起胸闷、呼吸困难。应尽量休息，但如果轻微活动即有心悸、气促，或夜间平卧憋醒情况，要警惕有无心肺疾病可能，需要及时就医。

## 二、孕中期健康教育

基层医疗卫生机构在孕16~20周、21~24周各进行一次随访，对孕妇健康状况进行评估，并对孕妇进行健康教育和指导。通过询问产科检查及实验室检查结果，对孕妇健康和胎儿的生长发育状况进行评估，识别需要做产前诊断或需要转诊的高危孕妇。对未发现异常的孕妇，除了进行孕期生活方式、心理、运动和营养指导外，还应告知和督促孕妇进行出生缺陷的筛查、诊断。对发现异常的孕妇，要及时转至上级医疗机构，并随访转诊结果。具体健康教育内容如下：

1. 妊娠高血压

（1）妊娠高血压症状识别：妊娠高血压是妊娠期特有的疾病，妊娠高血压严重者可危及母婴生命，典型症状包括血压升高（同一手臂至少 2 次测量，收缩压 ≥ 140mmHg 和 / 或舒张压 ≥ 90mmHg）、蛋白尿、水肿（常表现为脚踝肿胀或下肢肿胀），部分患者可出现子痫前期或子痫的症状，包括右上腹或上腹部疼痛、头痛、视物模糊、贫血、黄疸、肺水肿、心力衰竭、羊水过少、胎儿窘迫或胎死宫内。严重者可出现全身强直性抽搐，发生子痫。因此一旦出现下肢水肿并逐渐加重、持续性头痛、视物模糊以及突然出现抽搐等子痫前期、子痫症状，尽早到医院就诊。

（2）哪些孕妇容易罹患妊娠高血压：①孕妇年龄小于 18 岁或大于 40 岁；②多胎妊娠；③ BMI ≥ 28kg/m$^2$；④妊娠高血压既往史及家族史；⑤存在内科疾病或隐匿存在（潜在）的疾病，包括高血压、慢性肾脏疾病、糖尿病、自身免疫性疾病如系统性红斑狼疮、抗磷脂综合征等；⑥初次妊娠、妊娠间隔时间 ≥ 10 年；⑦血栓疾病史；⑧体外受精胚胎移植受孕；⑨肥胖、营养不良；⑩社会经济状况低下。

（3）妊娠高血压患者日常注意事项：一般采用休息、镇静、对症等处理，遵医嘱进行降压治疗。①积极控制体重：BMI 控制在 18.5~23.9kg/m$^2$，可减少再次妊娠时发病风险并有利于长期健康。②休息和饮食：孕妇应注意休息，左侧卧位为宜，但是子痫前期患者不建议绝对卧床休息；保证摄入足量蛋白质和热量；不建议过度限制食盐摄入；保证充足睡眠，必要时遵医嘱睡前口服地西泮。③对于钙摄入低（<600mg/d）的人群，建议适当补钙（1 500~2 000mg/d），预防子痫前期的发生。对存在子痫前期高危因素或高凝状态的孕妇，妊娠早期（妊娠 12~16 周）开始服用阿司匹林，可维持到妊娠 34 周。④养成良好生活习惯：不要抽烟、喝酒，每日进行适量身体运动，如散步等，有助于控制血压。

⑤降压目标：妊娠高血压患者应在家中自备血压计，以便了解血压总体情况，遵医嘱进行血压控制。妊娠中晚期禁止使用血管紧张素转换酶抑制剂（ACEI）如卡托普利、依那普利，血管紧张素Ⅱ受体阻滞剂（ARB）如氯沙坦、厄贝沙坦等降压药物。⑥治疗地点：妊娠高血压患者可居家或住院治疗，重度高血压、重度子痫前期及子痫孕妇均应住院监测和治疗。

2. 妊娠糖尿病（gestational diabetes mellitus，GDM）

（1）妊娠糖尿病及其危害：GDM 是由于妊娠后母体糖代谢异常而首次发生的糖尿病，是妊娠期常见的合并症之一。妊娠期出现糖尿病时，需合理控制血糖，否则可导致出现妊娠高血压、巨大儿、胎儿发育畸形、胎儿死亡率增加等情况，而且远期自身和子代糖尿病发生风险增加。肥胖、高脂血症、一级亲属患有糖尿病、既往 GDM 史或巨大儿分娩史、多囊卵巢综合征史、孕早期空腹尿糖反复阳性、年龄>45 岁等人群容易罹患 GDM，建议孕早期进行及早干预。

（2）GDM 的诊断标准：在妊娠 24~28 周，所有尚未诊断为糖尿病的孕妇进行口服葡萄糖耐量试验（OGTT），测定空腹血糖及口服 75g 葡萄糖后 1 小时、2 小时血糖。血糖标准分别为 5.1mmol/L、10.0mmol/L、8.5mmol/L，任何一点血糖达到或超过上述标准即诊断为 GDM。GDM 分为 1 和 2 型，1 型为只需要饮食控制及运动，血糖即能达标；2 型为饮食控制及运动，血糖不能达标，需要加用胰岛素等药物治疗。如孕早期空腹血糖 ≥5.6mmol/L，则为妊娠合并空腹血糖受损，妊娠期管理视同 GDM 管理。

（3）妊娠期高血糖营养运动管理：妊娠期高血糖孕妇应遵医嘱进行膳食管理，合理控制每日总能量和各类营养素摄入，推荐每日安排 3 次正餐和 2~3 次加餐。妊娠前和妊娠期规律运动可明显降低 GDM 发生风险，尤其是超重和肥胖孕妇更应注意合理运动。无运动禁忌证的孕妇,建议 1 周中至少有 5 天进行 30 分钟中等强度运动。妊娠期使用胰岛素治疗者运动时要做好低血糖的防范。

(4)妊娠期血糖控制目标:GDM 孕妇妊娠期血糖控制目标为餐前空腹血糖<5.3mmol/L、餐后 1 小时血糖<7.8mmol/L 或餐后 2 小时血糖<6.7mmol/L,避免夜间血糖<3.3mmol/L。建议妊娠期无低血糖风险者 HbA1c 水平控制在 6% 以内为最佳,若有低血糖倾向,HbA1c 控制目标可适当放宽至 7% 以内。

(5)糖尿病合并妊娠妇女备孕期注意事项:妊娠前及妊娠早期 HbA1c 升高与多种胎儿畸形相关,包括无脑儿、小头畸形、先天性心脏病、肾脏发育畸形和尾部退化综合征。推荐糖尿病妇女妊娠前应尽量将 HbA1c 控制在 6.5% 以内。糖尿病妇女计划妊娠前可将口服降糖药物更换为胰岛素。应用二甲双胍的妇女如果仍愿意选择该药,可在医生指导下继续应用。如果妊娠前或孕早期曾有血管紧张素转换酶抑制剂或血管紧张素 II 受体阻滞剂药物的使用,并不建议因此终止妊娠,一旦确定妊娠建议立即停用此类药物。

3. 妊娠贫血

(1)妊娠贫血诊断:妊娠贫血是妇女怀孕过程中出现的外周血红细胞及血红蛋白相对减少或绝对减少不能满足生理功能需求而产生的疾病。按妊娠贫血严重程度分类:①轻度贫血,100g/L ≤ 血红蛋白<110g/L;②中度贫血,70g/L ≤ 血红蛋白<99g/L;③重度贫血,40g/L ≤ 血红蛋白<69g/L;④极重度贫血,血红蛋白<40g/L。除外妊娠生理性贫血,由缺少铁、维生素 $B_{12}$、叶酸,妊娠剧烈呕吐等病理性因素,导致血红蛋白生成减少或丢失过多,也会导致贫血发生。缺铁性贫血是所有妊娠贫血最常见的原因。

(2)贫血的危害:早期可无明显症状,伴随血红蛋白的下降,人体内供氧不足,皮肤黏膜出现苍白,重要组织器官等得不到足够氧气,导致出现头晕、心悸、气短、全身乏力、食欲不振等典型贫血症状。可能伴随的症状:母体组织缺氧,出现皮肤毛发干燥、口腔炎、舌炎、吞咽困难等症状;缺乏维生素 $B_{12}$ 和叶酸可导致手足麻木、针刺、冰冷等感觉异常和行走困难。贫血的并发症:母体可能出现贫血性心功能衰竭、感染、早产、深静脉血栓、产后精神性疾病;胎儿可能出现宫内生长受限、早产、低体重、贫血、神经损伤、死亡等。

(3)贫血的预防及治疗原则:日常生活养成良好的习惯,饮食健康均衡,预防贫血发生,多吃富含铁的食物,如瘦肉、动物肝脏、鸭血猪血、蛋类、豆制品等;同时多吃富含叶酸的新鲜绿叶蔬菜,多吃富含维生素 C 的新鲜瓜果,忌饮浓茶、浓咖啡。怀孕后定期产检,出现贫血首先治疗导致贫血的原发疾病,根据贫血原因遵医嘱及时补充铁剂、维生素 $B_{12}$ 或叶酸等。轻中度贫血经上述处理后一般能很快恢复,重度贫血特别是血红蛋白 ≤60g/L 时应给予输血治疗。

## 三、孕晚期健康教育

基层医疗卫生机构在孕 28~36 周、37~40 周各随访一次,开展健康教育,指导孕产妇自我监护方法、促进自然分娩、母乳喂养,以及孕期并发症、合并症防治指导。随访中若发现高危情况,建议协助及时转诊。具体健康教育内容如下:

1. 胎动监测 胎动监测是通过孕妇自测评价胎儿宫内情况最简便有效的方法之一。随着孕周增加,胎动逐渐由弱变强,至妊娠足月时,胎动又因羊水量减少和空间减小而逐渐变弱。若胎动计数 ≥10 次 /2h 为正常,<10 次 /2h 或减少 50% 提示胎儿缺氧可能。

2. 孕晚期异常征象的识别和处理

（1）产前出血：是指孕中期与晚期发生阴道流血现象，往往由前置胎盘、胎盘早期剥离、胎盘边缘血窦破裂等疾病造成。出血量多，对孕妇和胎儿可能构成危险；帆状胎盘血管前置破裂出血量较小，但对胎儿极度危险，要及时诊断和治疗。

（2）早产：指妊娠达到 28 周但不足 37 周分娩者，与感染、母体应激状态、宫腔过度扩张等有关，患者会出现下腹坠胀、疼痛等，部分可有阴道少量流血或液体流出。早产胎儿出生孕周越小，体重越轻，远期健康出现严重问题的概率越大，如出现早产征象应及时就医。

（3）胎位异常：臀位、横位、斜位、面产式等都称为胎位异常，是造成难产的主要因素之一。孕妇可通过改变体位或其他辅助方法来纠正，如侧卧位转位法，孕妇夜间睡眠身体卧于胎儿肢体侧，利用重力的作用使胎头进入骨盆；也可在医生指导下通过胸膝卧位法进行矫正；无效者常常需要剖宫产终止妊娠。

3. 提前做好分娩准备

（1）准备好物品：临近妊娠 37 周左右时将住院所需物品集中装好，包括《北京市母子健康手册》、母儿衣物、洗漱用品、孕妇身份证、户口本、医保卡等。

（2）做好监测：白带带血丝或不规律子宫收缩时应密切自我监护，以防出现意外。

（3）及时住院：初产妇出现规律子宫收缩（每隔 5~6 分钟一次阵痛，一次阵痛持续 30 秒以上），经产妇阵痛间隔 10~15 分钟，或者出现阴道流水等，均应立即去医院。

（4）做好母乳喂养准备：孕晚期要做好乳房准备、母乳喂养的心理准备。

4. 自然分娩好处多　如果孕妇和胎儿无异常情况，尽量选择自然分娩。自然分娩有很多优势，包括：①出血少，恢复快，减少产妇发生产后出血、盆腹腔粘连、子宫内膜异位症等并发症的发生；②有利于新生儿建立正常呼吸，减少窒息的发生；③减少新生儿并发症的发生，如新生儿呼吸窘迫综合征、新生儿湿肺、新生儿吸入性肺炎；④有利于儿童生长及智力发育，降低感觉统合失调发生率。

5. 临产先兆识别

（1）见红：当分娩临近，胎儿的头开始入盆，胎膜和子宫壁逐渐分离摩擦就会引起血管破裂而出血，黏液栓子脱落和这些血液一起排出，预示分娩临近。但个体是有差异的，也有孕妇在分娩1周前或更早就出现见红。

（2）破水：包绕在胎儿周围的羊膜囊破裂而使囊内的羊水从阴道流出。孕妇感觉到热的液体从阴道流出。孕妇无意识，不能像控制尿液一样控制羊水，预示临产。

（3）宫颈口开大：规律性宫缩发生后，致使宫颈口持续不断地开大，预示着即将分娩。

6. 母乳喂养的好处　母乳营养丰富，易于消化吸收，蛋白质、脂肪、糖类三大营养素比例适当，可满足6个月以下婴儿生长发育需要。母乳中富含分泌型免疫球蛋白A（SIgA）、乳铁蛋白、双歧因子、溶菌酶等免疫因子，可预防婴儿肠道感染性疾病发生；母乳还含有促进大脑发育的牛磺酸、促进组织发育的核苷酸、增强视力的二十二碳六烯酸（DHA）。母乳喂养还可以促进母子感情，有利于婴儿的健康成长；可帮助产妇子宫恢复，刺激子宫收缩减少阴道流血，预防产妇产后贫血，还有助于推迟产妇再孕等；可降低女性患卵巢癌、乳腺癌概率。

7. 如何提高母乳喂养成功率　从孕20周开始乳房护理，擦洗乳头及乳晕，清洗后涂润滑油，以使乳房皮肤逐渐坚韧；及早向医生请教矫正内陷或扁平乳头的有效方法。分娩后30分钟尽可能给婴儿开奶，母婴同室，以便按需哺乳。

　　注意正确的喂奶姿势，帮助婴儿含接乳头及大部分乳晕，使婴儿能够较容易地吃到乳汁；喂奶结束后最好让婴儿趴在大人肩上，用手由下至上轻拍婴儿后背，拍出嗝来再把婴儿放下。婴儿放下后头最好偏向一侧，防止吐奶后误吸导致呛咳。

　　科学合理地摄取丰富的营养：产妇热量及营养素的需要相对增加，每日以 4~5 餐较为适合；两餐之间注意饮水或补充其他饮料。注意，不是进食越多越好，如果摄入太多反而会造成胃肠不适而使乳汁减少。如果产妇奶少或无奶，不要轻易放弃，可寻求医生的帮助。

## 学 习 小 结

　　孕产妇是一个特殊的群体，孕期会出现各种不适症状，由于个体差异及基础疾病，不同孕妇在不同妊娠时期出现的疾病症状、疾病严重程度也不一样。针对不同孕期特点开展针对性健康教育可以有效促进孕妇采取有益健康的行为方式，提升孕妇自我保健意识，消除各种危险因素，从而降低妊娠期合并症、并发症发病率，这对于保障母婴健康、提升人口素质具有重要意义。

（杨惠娟）

# 第三章
## 孕产期营养保健

**学习重点**

1. 掌握备孕、孕期、哺乳期膳食指南推荐要点。
2. 了解孕期营养不足或过剩对母儿健康的影响。

孕期充足、均衡的营养对母儿健康至关重要,营养失衡(营养不足或营养过剩)不仅会增加妊娠相关母儿并发症风险,还可能增加子代成年后一些慢性非传染性疾病发生风险。

### 一、营养不足对母儿健康的影响

#### (一) 对母体的影响

营养不足可引发多种营养缺乏相关疾病:特定微量营养素缺乏会导致相应疾病,如缺铁会引起缺铁性贫血,缺钙或维生素 D 会导致骨软化;蛋白质及能量摄入不足或代谢障碍会导致低蛋白血症、低血糖等。此外,营养不足也会诱发妊娠并发症,包括妊娠高血压、早产、胎膜早破、感染,分娩时可能发生子宫收缩乏力、产后出血,产后易患产褥感染、乳汁不足等。

#### (二) 对胎儿的影响

营养不足影响胎儿在宫内的生长发育,可导致低出生体重,影响智力发育,严重营养不足甚至可导致胎儿及新生儿死亡率增加。严重碘缺乏可导致克汀病;叶酸缺乏导致神经管缺陷;严重铁缺乏导致智力发育受损;维生素 D 缺乏导致胎儿佝偻病、牙釉质发育不良;维生素 E 缺乏导致流产、无脑儿、脐疝、唇裂等。

## 二、营养过剩对母儿健康的影响

(1)孕期增重过多。

(2)巨大儿发生率增高。

(3)增加妊娠相关并发症的发生,如妊娠糖尿病、妊娠高血压等。

(4)难产率、剖宫产率增高。

## 三、孕期营养对子代成年疾病的影响

孕期营养不均衡不仅会影响母儿近期健康,根据健康与疾病的发育起源学说,生命早期的营养环境不良还可能危害子代成年后的健康。这一理论已被大量人群流行病学及动物实验证实,并得到广泛认可,为慢性疾病机制研究提供了新思路。目前认为表观遗传是生命早期代谢编程的重要机制,其特点是在染色体基因序列不变的情况下,环境因素可导致基因甲基化改变,进而影响基因表达。孕期和出生后早期是表观遗传变化的敏感时期,这意味着在生命最初 1 000 天(从妊娠到出生后 2 岁)这一关键窗口期,营养干预可能改变基因编程结局。

## 四、备孕及孕期膳食指南

### (一) 调整孕前体重至正常范围,保证孕期体重适宜增长

体重在正常范围(BMI 为 $18.5\sim23.9\text{kg/m}^2$)的妇女最适宜妊娠,肥胖或低体重的备孕妇女应通过合理膳食和适度运动将体重调整至正常范围,并维持相对稳定。孕期体重适宜增长有利于保证母婴营养并获得良好妊娠结局(表 1-3-1、表 1-3-2)。

按中国成人 BMI 标准,在妊娠前不同 BMI 情况下,单胎自然妊娠的妊娠糖尿病妇女体重增长推荐值见表 1-3-3。

表 1-3-1　单胎妊娠孕妇体重增长值推荐

| 孕前 BMI/(kg·m⁻²) | 体重总增长值范围 /kg | 孕早期体重增长值范围 /kg | 孕中晚期每周体重增长值及范围 /kg |
|---|---|---|---|
| <18.5（低体重） | 11.0~16.0 | 0~2.0 | 0.46（0.37~0.56） |
| 18.5~23.9（正常体重） | 8.0~14.0 | 0~2.0 | 0.37（0.26~0.48） |
| 24.0~27.9（超重） | 7.0~11.0 | 0~2.0 | 0.30（0.22~0.37） |
| ≥28.0（肥胖） | 5.0~9.0 | 0~2.0 | 0.22（0.15~0.30） |

注：BMI，体重指数。

表 1-3-2　双胎妊娠孕妇体重增长值推荐（IOM 2009）

| 孕前 BMI/(kg·m⁻²) | 体重总增长值范围 /kg |
|---|---|
| <25.0（低体重或正常体重） | 16.8~24.5 |
| 25.0~29.9（超重） | 14.1~22.7 |
| ≥30.0（肥胖） | 11.3~19.1 |

注：IOM，美国医学会；BMI，体重指数。

表 1-3-3　妊娠糖尿病（GDM）孕妇体重增长值推荐

| 孕前 BMI/(kg·m⁻²) | 孕早期体重增长值范围 /kg | GDM 诊断前孕中期每周体重增长值及范围 /kg | GDM 诊断后孕中晚期每周体重增长值及范围 /kg |
|---|---|---|---|
| <18.5（低体重） | 0~2.0 | 0.46（0.37~0.56） | 0.46（0.37~0.56） |
| 18.5~23.9（正常体重） | 0~2.0 | 0.37（0.26~0.48） | 0.37（0.26~0.48） |
| 24.0~27.9（超重） | 0~2.0 | 0.30（0.22~0.37） | 0.26（0.19~0.32） |
| ≥28.0（肥胖） | 0~2.0 | 0.22（0.15~0.30） | 0.18（0.12~0.23） |

注：BMI，体重指数。

（二）常吃含铁丰富的食物,选用碘盐,合理补充叶酸和维生素D

1. 常吃含铁丰富的食物　动物血、肝脏及红肉中铁含量丰富,且易于吸收,每日摄入瘦肉 50~75g,每周摄入 1~2 次动物血或肝脏 20~50g。摄入富含维生素 C 的蔬菜和水果有助于铁的吸收。

2. 补充碘　孕期碘推荐摄入量 230μg/d,每日摄入 5g 加碘食盐(碘含量 25mg/kg),可摄入碘约 100μg;同时每周 1~2 次摄入富含碘的海产品,如鲜海带 100g 或紫菜干 2.5g 或贝类 30g 或海鱼 40g;同时应注意警惕碘过量。

3. 补充叶酸　孕期全程摄入叶酸补充剂 0.4mg/d;同时常吃富含叶酸的食物,如动物肝脏、蛋类、豆类、酵母、绿叶蔬菜、水果及坚果等。

4. 合理补充维生素 D　天然食物中维生素 D 含量较低,妇女平均每日接受阳光照射 10~20 分钟,所合成的维生素 D 基本满足身体需求。在缺乏光照情况下,可服用维生素 D 补充剂。

（三）孕吐严重者,可少量多餐,保证摄入含必要量碳水化合物的食物

碳水化合物提供能量占膳食总能量的 50%~65%。碳水化合物摄入不足时由脂肪酸分解供能,脂肪酸不完全分解会产生酮体,酮体通过胎盘进入胎儿体内损伤胎儿的大脑和神经系统。早孕反应进食困难者需摄入不低于 130g/d 的碳水化合物(约 180g 米或面)。

（四）孕中晚期适量增加奶、鱼、禽、蛋、瘦肉的摄入

孕中期开始,每日增加 200g 奶,使其总摄入量达到 500g/d。孕中期每日增加鱼、禽、蛋、瘦肉共计 25g,孕晚期再增加 25g 左右。深海鱼类含有较多 n-3 多不饱和脂肪酸,其中的 DHA 对胎儿脑和视网膜功能发育有益,每周最好食用 2~3 次。孕期钙、蛋

白质、能量推荐摄入量见表1-3-4。

表1-3-4 孕期钙、蛋白质、能量推荐摄入量

| 营养素 | 推荐营养素摄入量（RNI） | | | 可耐受最高摄入量（UL） |
|---|---|---|---|---|
| | 孕早期 | 孕中期 | 孕晚期 | |
| 钙/mg | 800 | 800 | 800 | 2 000 |
| 蛋白质/g | 55 | 70 | 85 | |
| 低体力活动妇女能量需要量/kcal | 1 700 | 1 950 | 2 100 | |

1. 钙 构成人体骨骼和牙齿的主要成分，食物来源包括奶及其制品、豆腐、叶菜、花菜等。

2. 膳食纤维 每日摄入量应为25~30g，孕中晚期每日增加4g。

（1）可溶性膳食纤维：燕麦、水果中的果胶、海藻类食品中的藻胶及魔芋制品等，可增强胃肠蠕动、吸收水分以利于大便排出，预防便秘。

（2）不可溶性膳食纤维：谷物的表皮（粗粮）、水果的皮核、蔬菜的茎叶等，摄入充足的膳食纤维，使粪便中的胆汁酸排泄增多，血胆固醇水平降低，建议至少全天谷物的1/3为全谷类食物，蔬菜水果摄入量至少达到500g/d。

（五）经常户外活动，禁烟酒，保持健康生活方式

1. 禁烟酒 烟草、酒精对胚胎发育各个阶段都有明显毒性作用。

2. 经常户外活动 适宜的身体活动有利于维持体重的适宜增长和自然分娩；户外活动还有助于提高体内维生素D的水平，孕中晚期每日进行不少于30分钟的中强度身体活动，最好是1~2小时的户外活动，如散步、体操等，除非有医学禁忌。

## 五、哺乳期膳食指南

在一般人群膳食指南基础上增加五条关键推荐:

(一)产褥期食物多样但不过量,坚持整个哺乳期营养均衡

"坐月子"是中国的传统习俗,饮食常被过分重视,常过量摄入动物性食物,导致能量和宏量营养素摄入过剩;诸多的忌口习惯,如不吃或少吃蔬菜和水果,导致微量营养素摄入不足或缺乏;"满月"后则立即恢复一般饮食,影响到母乳喂养的持续。应纠正以上饮食误区,做到产褥期食物多样但不过量,重视整个哺乳阶段的营养,以保证乳汁的质与量,保障持续进行母乳喂养。

(二)适量增加富含优质蛋白质及维生素 A 的动物性食物和海产品,选用碘盐,合理补充维生素 D

优质蛋白质可提高乳汁的质与量,考虑到乳汁分泌量和膳食蛋白质的转换效率,乳母每日应在孕前饮食的基础上增加蛋白质25g 才能满足泌乳需要;鱼、禽、蛋、瘦肉等是优质蛋白质的最好来源,乳母每日应摄入 200g 的鱼、禽、蛋、瘦肉,25g 大豆、300g 牛奶;如条件限制,可用富含优质蛋白质的大豆及其制品替代部分动物性食品。

增饮奶类有利于乳母骨骼健康,人乳钙含量约为 24mg/100ml,乳母每日通过乳汁分泌的钙约 200mg。为保证乳汁中钙含量稳定及母体钙平衡和骨骼健康,乳母每日保证奶类摄入300~500g,加上膳食中其他食物来源钙,则较容易达到推荐摄入量。

乳母分泌乳汁大约额外需要维生素 A 300μg RE/d(RE,视黄醇当量),考虑到转化效率等因素,乳母维生素 A 较孕前增加600μg RE/d,达到 1 300μg RE/d,动物性食物中的维生素 A 是视黄醇,可直接吸收利用,尤应注意选用。

增加海产品和选用碘盐可增加乳汁中碘和 DHA 含量,碘、DHA 有利于婴儿的生长发育,特别是脑和神经系统的发育,乳母应选用碘盐烹调食物,适当摄入海带、紫菜、鱼、贝类等富含碘或 DHA 的海产品。

（三）多喝汤和水,限制浓茶和咖啡,忌烟酒

乳母水需要量较孕前增加 1 100ml/d,可以多喝汤和水,但不宜喝多油浓汤,喝汤的同时要吃肉。母亲吸烟影响婴儿睡眠及精神运动发育,明显缩短婴儿的睡眠时间,吸烟可通过抑制催产素和催乳素进而减少乳汁分泌;乳汁中酒精含量与母亲血液酒精含量平行,饮酒降低泌乳量;茶和咖啡中的咖啡因有可能造成婴儿兴奋,乳母应避免饮用浓茶和大量咖啡。

（四）家庭支持,愉悦心情,充足睡眠,坚持母乳喂养

乳母的心理及精神状态也可影响乳汁分泌,应关注产妇心理变化,及时消除不良情绪;帮助乳母树立母乳喂养和抚育下一代的信心,保持愉悦心情,以确保母乳喂养的成功;睡眠差/紊乱是产后常见问题,长期睡眠不足影响乳汁分泌。

（五）增加身体活动,促进产后恢复健康体重

坚持哺乳、科学活动和锻炼,有利于身体功能复原和体重恢复;坚持哺乳、适度运动(适当强度的身体活动)是恢复体型、降低体重、预防产后肥胖的两个最重要措施。

## 学习小结

建议妇女在孕前调整体重至合理范围,保证孕期体重适宜增长;常吃含铁丰富的食物,选用碘盐,合理补充叶酸和维生素 D。孕吐严重者,可少量多餐,保证摄入含必要量碳水化合物食物。孕中晚期适量增加奶、鱼、禽、蛋、瘦肉类

食物的摄入。产褥期食物应多样但不过量,坚持整个哺乳期营养均衡;适量增加富含优质蛋白质及维生素 A 的动物性食物和海产品,选用碘盐,合理补充维生素 D。为产妇提供家庭支持,保持其愉悦心情和充足睡眠,坚持母乳喂养。产妇应增加身体活动,促进产后恢复。

(李光辉 郑 薇)

# 第四章
# 出生缺陷与母婴传播疾病预防

## 一、出生缺陷监测

### (一) 核心知识点及宣传内容

人群监测对象为居住在监测地区的孕产妇,在监测地区居住的流动孕妇所分娩的胎婴儿。监测期限为妊娠满 28 周(如孕周不清楚,可参考出生体重达 1 000g 及以上)至生后 42 天,确诊的主要出生缺陷均需报告。

### (二) 工作职责

基层医疗卫生机构妇女保健人员负责本辖区内所有满 28 孕周分娩的胎婴儿相关信息的收集与上报。

1. 定期导出本机构监测对象分娩信息,核实是否为出生缺陷人群监测对象,对监测对象分娩信息按月汇总整理,完成当月《出生婴儿登记及随访表》分娩信息部分(电子版)。

2. 利用产后访视对监测对象胎婴儿追访至产后 42 天,对其出生缺陷诊断、转归信息进行追踪、核实、汇总及整理,完成《出生婴儿登记及随访表》中出生缺陷诊断及监测期转归信息部分(电子版)。

3. 确诊为主要出生缺陷者,在《出生婴儿登记及随访表》中填报诊断时间、诊断名称,并填报《监测点出生缺陷个案表》纸质版,同时进行网络直报。

4. 进行多源数据核对,包括儿童保健、围产儿死亡、婴儿死亡监测等相关业务数据。

5. 对上级反馈的可疑线索进行入户调查、信息追踪和核实,及时补报查漏数据。

6. 每季度自查数据,配合上级工作。

7. 以上资料原始记录留存规范,网络上报资料准确、完整、及时,并确保数据安全。

8. 参加上级出生缺陷诊断培训,留存原始记录,进行科内二次培训;新上岗人员接受上级培训。

## 二、增补叶酸预防神经管缺陷

为加强出生缺陷防治工作,提高出生人口素质,根据《中共中央国务院关于深化医药卫生体制改革的意见》《国务院关于医药卫生体制改革近期重点实施方案(2009—2011 年)》及《增补叶酸预防神经管缺陷项目管理方案》的相关要求,结合北京市实际,北京市卫生局、北京市人口计生委、北京市财政局、北京市妇联于 2010 年起共同在全市开展增补叶酸预防神经管缺陷工作。

(一)核心知识点及宣传内容

1. 叶酸增补的目的　根据我国出生缺陷需要优先解决的领域和问题,以我国重大出生缺陷——神经管缺陷为首要干预目标,对目标人群采取有效干预措施,从而达到预防和减少神经管缺陷发生为目的。小剂量增补叶酸是预防神经管缺陷重要的一级预防措施,准备怀孕的妇女免费增补叶酸,在孕前 3 个月~孕早期 3 个月服用,可以有效预防神经管缺陷发生。

2. 叶酸发放的目标人群 本市常住待孕妇女和怀孕 3 个月内的妇女为此项工作的目标人群。其中既往生育过神经管缺陷胎儿或服用抗癫痫药物的高危待孕妇女为重点目标人群。

(二)工作职责

1. 叶酸知识宣教 依托健康宣教材料和调查问卷,针对叶酸增补目标疾病(神经管缺陷)、叶酸增补剂量(一般人群 0.4mg/d)和增补时间(孕前 3 个月至孕早期 3 个月)进行健康宣教。对孕前领取叶酸的备孕妇女,在健康宣教和发放叶酸时应主动告知北京市免费孕前优生健康检查的有关事项(包括机构列表和咨询电话),鼓励其在孕前积极参加优生健康检查。对本社区的备孕妇女还应告知其发现怀孕后的建立《北京市母子健康手册》流程。

2. 叶酸分发与登记 核对待孕妇女身份证明(身份证或户口本或生育服务证或军官证均可)。在签署知情同意书后,发放 6 个月的剂量,并做好登记;按照每人每日 1 片(0.4mg)叶酸服用。高危待孕妇女按照每人每日 4mg 剂量发放叶酸,每次发放 2 个月的剂量。发放后应及时将发放信息录入北京市妇幼保健网络信息系统。对孕早期(孕 12 周前)来到社区建册的孕妇也应主动告知其北京市增补叶酸项目,为其按足量免费发放叶酸。

3. 叶酸随访与登记 对正常待孕妇女,应每季度了解其服用叶酸情况及受孕情况,并做好相应登记。对高危待孕妇女,应每月了解其服用叶酸情况及受孕情况,并做相应登记。对受孕的目标人群继续进行孕产期的管理,并详细记录孕期情况及分娩结局。

## 三、产前筛查与产前诊断

### （一）核心知识点及宣传内容

1. 产前筛查是采用简便、可行、无创的方法，对目标疾病，包括发病率高、病情严重的遗传疾病（如唐氏综合征）或先天畸形（如神经管缺陷、严重的先天性心脏病等），进行相应的检查。

2. 产前筛查不是确诊试验，筛出可疑者需要进一步检查和确诊。筛查可疑异常者仅意味着胎儿患筛查目标疾病风险升高，并非明确诊断为该疾病；筛查未发现可疑仅表示风险无增加，但并不表示不会发生筛查的目标疾病。

3. 产前筛查包括胎儿常染色体非整倍体筛查及超声筛查两部分。

4. 胎儿常染色体非整倍体筛查目前包括孕妇血清学筛查和孕妇外周血胎儿游离 DNA 产前筛查（NIPT）。血清学筛查主要评估胎儿 21- 三体、18- 三体、神经管缺陷的风险，筛查的孕周为 15~20$^{+6}$；NIPT 主要评估胎儿 21- 三体、18- 三体和 13- 三体风险，筛查的孕周为 12~22$^{+6}$ 周。

5. 比较血清学筛查和 NIPT，两者筛查的目标疾病略有不同，血清学筛查可以评估神经管缺陷的风险，无法对 13- 三体进行筛查，而 NIPT 则无法进行神经管缺陷筛查，因此建议采用 NIPT 的孕妇应在 15~20$^{+6}$ 周进行神经管缺陷风险评估。另外，在 21- 三体及 18- 三体的筛查方面，NIPT 在假阳性率及疾病检出率上均明显好于血清学筛查。

6. 由于 NIPT 价格较高，适龄孕妇可以先选择行血清学筛查，血清学筛查显示常染色体非整倍体风险值处于临界风险值（风险值介于高风险切割值与 1/1 000 之间），再进行 NIPT。

7. 筛查为常染色体非整倍体高风险孕妇需要进一步进行产

前诊断,开展染色体核型分析以明确诊断。

8. 超声筛查主要包含孕早期和孕中期筛查,筛查孕周分别为 $11\sim13^{+6}$ 周和 $20\sim24^{+6}$ 周。

9. 孕早期超声筛查主要测量胎儿顶臀长(CRL)及胎儿颈后透明层厚度(NT),并判定双胎胎儿的绒毛膜性。孕中期超声筛查主要针对胎儿严重内脏畸形及结构畸形进行筛查。

10. 产前诊断是指通过遗传咨询、医学影像、细胞遗传和分子遗传等技术对胎儿进行先天性缺陷和遗传性疾病诊断,预产期年龄 ≥ 35 岁孕妇建议产前诊断。

(二) 工作职责

在孕妇建档时向其告知出生缺陷产前筛查、产前诊断的意义、检查内容及最佳检测时间。

## 四、预防艾滋病、梅毒和乙肝母婴传播

(一) 核心知识点及宣传内容

1. 母婴传播是指胎儿通过胎盘传播、分娩过程或新生儿通过喂养途径感染与母体相同的疾病。

2. 艾滋病、梅毒和乙肝这三种疾病均有可能通过母婴传播感染,胎/婴儿一旦感染这三种疾病,可能造成流产、死胎、围产儿死亡、先天畸形或感染相应疾病。

3. 艾滋病、梅毒和乙肝母婴传播,可通过现有医疗手段有效预防,最终分娩健康的新生儿。

4. 北京市每一位孕妇均可获得艾滋病、梅毒和乙肝的免费筛查。

5. 艾滋病、梅毒和乙肝在感染初期可以没有任何症状,既往治愈的孕妇,再次怀孕时感染状态也可能发生改变,所有孕妇均需要尽早至助产机构接受免费检测。

6. 对于发现感染的孕妇,医务人员会立即采取措施进行治

疗干预,最大程度避免疾病对胎儿健康的损害。

7. 医务人员会为感染孕妇在分娩过程中提供安全助产服务。

8. 感染孕妇需要督促丈夫到医院检查和治疗,避免孕期再次感染。

9. 孕妇感染艾滋病、梅毒和乙肝,发现和治疗得越早,效果越好。

10. 感染孕妇分娩后,务必按照医务人员要求定期随访,及时评价新生儿是否感染相关疾病,并根据情况及时干预。

(二) 工作职责

1. 初筛与健康宣教 孕妇建档时对孕妇进行传染性疾病初筛,询问是否有相关疾病病史。对主动告知感染情况孕妇进行健康宣教,应针对性进行早检测、早治疗、儿童按时随访等宣教。社区建档 1 周后完成第一次追访,落实孕妇是否已至助产机构产检。

2. 孕期追访与健康宣教 孕期根据感染孕妇风险分级开展追访服务,落实孕妇是否按照助产机构预约时间按时就诊。

3. 乙肝暴露儿童随访 儿童首次健康检查时,对乙肝暴露儿童(母亲乙肝表面抗原阳性)家长进行宣教,嘱其按时完成后续乙肝疫苗接种,并告知其应在儿童完成最后剂次乙肝疫苗接种后 1~2 个月后进行乙肝血清学标志物检查,告知家长此时检查若乙肝表面抗原阴性,乙肝表面抗体为阴性或<10IU/ml,需继续免费接种三针乙肝疫苗。家长将化验单交回后,儿童保健医生负责查验检测结果,妥善留存检查报告或复印件,注意保护暴露儿童的隐私。对未按时完成血清学标志物检查的儿童,须在健康检查、疫苗接种或电话追访时叮嘱继续完成检查,并向家长讲解及时检测的意义及重要性。

## 学习小结

为备孕及孕早期妇女发放小剂量叶酸是预防神经管缺陷重要的一级预防措施,在发放叶酸的同时开展健康宣教,告知服用目的,明确服用时间、剂量,增加依从性。产前筛查与产前诊断是预防出生缺陷的重要手段,应在孕妇建档时告知其产前筛查、产前诊断的意义、检查内容及最佳检测时间,使其能按时参与产前筛查,必要时接受产前诊断。开展传染性疾病筛查、孕期追访与健康宣教,可预防艾滋病、梅毒、乙肝的母婴传播。应按照相关工作要求开展出生缺陷人群监测,了解出生缺陷发生情况。

(徐宏燕 闫明 张雪 张雯 刘凯波)

# 第五章
## 妊娠风险筛查

**学习重点**

1. 掌握北京市基层医疗卫生机构高危妊娠初筛表中的高危因素。

2. 掌握高危因素初筛判断后的产科建档原则,并给予孕妇指导。

3. 掌握红色(高风险)孕妇上报制度。

4. 熟悉妊娠风险评估中高风险(红色)因素。

## 一、孕期高危因素初筛

通过询问病史以及依据孕妇自行提供的相关检查资料,按照北京市基层医疗卫生机构高危妊娠初筛表(表1-5-1)进行孕期高危因素初筛。

ER-1-5-1

孕期高危因素
初筛要点解读
(视频)

表1-5-1 北京市基层医疗卫生机构高危妊娠初筛表

| 分类 | | 高危因素 |
| --- | --- | --- |
| 1. 基本情况 | 1.1 | 预产期年龄 ≥ 35 岁或建册年龄 ≤ 18 岁 |
| | 1.2 | 身高 ≤ 145cm,或对生育可能有影响的躯体残疾 |
| | 1.3 | 体重指数(BMI)>25kg/m$^2$ 或 <18.5kg/m$^2$ |
| | 1.4 | Rh 阴性血型 |

续表

| 分类 | 高危因素 | |
|---|---|---|
| 2. 异常妊娠及分娩史 | 2.1 | 生育间隔<18个月或>5年 |
| | 2.2 | 剖宫产史 |
| | 2.3 | 不孕史 |
| | 2.4 | 不良孕产史(各类流产≥3次、早产史、围产儿死亡史、出生缺陷史、异位妊娠史、妊娠滋养细胞疾病史、既往妊娠并发症及合并症史) |
| | 2.5 | 本次妊娠异常情况(如多胎妊娠、辅助生殖妊娠等) |
| 3. 妇产科疾病及手术史 | 3.1 | 生殖道畸形 |
| | 3.2 | 子宫肌瘤或卵巢囊肿直径≥5cm |
| | 3.3 | 阴道及宫颈锥切术史 |
| | 3.4 | 宫/腹腔镜手术史 |
| | 3.5 | 瘢痕子宫(如子宫肌瘤挖除术后、子宫腺肌瘤挖除术后、子宫整形术后、宫角妊娠后、子宫穿孔史等) |
| | 3.6 | 附件恶性肿瘤手术史 |
| 4. 家族史 | 4.1 | 高血压家族史且孕妇目前血压≥140/90mmHg |
| | 4.2 | 糖尿病(直系亲属) |
| | 4.3 | 凝血因子缺乏 |
| | 4.4 | 先天发育异常或有遗传病家族史 |
| 5. 既往疾病及手术史 | 5.1 | 各种重要脏器疾病史 |
| | 5.2 | 恶性肿瘤病史 |
| | 5.3 | 其他特殊、重大手术史,药物过敏史 |
| 6. 辅助检查[*] | 6.1 | 血红蛋白<110g/L |
| | 6.2 | 血小板计数≤100×10^9/L |
| | 6.3 | 梅毒筛查阳性 |
| | 6.4 | HIV筛查阳性 |

| 分类 | 高危因素 |
|------|----------|
| 6. 辅助检查* | 6.5 清洁中段尿常规异常（如蛋白、管型、红细胞、白细胞）持续两次以上 |
| | 6.6 尿糖阳性且空腹血糖异常（妊娠 24 周前 ≥ 7.0mmol/L；妊娠 24 周起 ≥ 5.1mmol/L） |
| | 6.7 血清铁蛋白<20μg/L |
| 7. 需要关注的表现特征及病史 | 7.1 提示心血管系统及呼吸系统疾病 |
| | 7.1.1 心悸、胸闷、胸痛或背部牵涉痛、气促、夜间不能平卧 |
| | 7.1.2 哮喘及哮喘史、咳嗽、咯血等 |
| | 7.1.3 长期低热、消瘦、盗汗 |
| | 7.1.4 心肺听诊异常 |
| | 7.1.5 高血压，血压 ≥ 140/90mmHg |
| | 7.1.6 心脏病史、心力衰竭史、心脏手术史 |
| | 7.1.7 胸廓畸形 |
| | 7.2 提示消化系统疾病 |
| | 7.2.1 严重纳差、乏力、剧吐 |
| | 7.2.2 上腹疼痛、肝脾大 |
| | 7.2.3 皮肤巩膜黄染 |
| | 7.2.4 便血 |
| | 7.3 提示泌尿系统疾病 |
| | 7.3.1 眼睑水肿、少尿、蛋白尿、血尿、管型尿 |
| | 7.3.2 慢性肾炎、肾病史 |
| | 7.4 提示血液系统疾病 |
| | 7.4.1 牙龈出血、鼻衄 |
| | 7.4.2 出血不凝、全身多处瘀点瘀斑 |
| | 7.4.3 血小板减少、再生障碍性贫血等血液病史 |

续表

| 分类 | 高危因素 |
|---|---|
| 7. 需要关注的表现特征及病史 | 7.5 提示内分泌及免疫系统疾病 |
| | 7.5.1 多饮、多尿、多食 |
| | 7.5.2 烦渴、心悸、烦躁、多汗 |
| | 7.5.3 明显关节酸痛、脸部蝶形或盘形红斑、不明原因高热 |
| | 7.5.4 口干(无唾液)、眼干(眼内有摩擦异物感或无泪)等 |
| | 7.6 提示性传播疾病 |
| | 7.6.1 外生殖器溃疡、赘生物或水疱 |
| | 7.6.2 阴道或尿道流脓 |
| | 7.6.3 性病史 |
| | 7.7 提示精神神经系统疾病 |
| | 7.7.1 言语交流困难、智力障碍、精神抑郁、精神躁狂 |
| | 7.7.2 反复出现头痛、恶心、呕吐 |
| | 7.7.3 癫痫史 |
| | 7.7.4 不明原因晕厥史 |
| | 7.8 其他 |
| | 7.8.1 吸毒史 |
| | 7.8.2 其他 |

注：1. 辅助检查＊项目为建议项目，由筛查机构根据自身医疗保健服务水平提供。

2. 符合北京市基层医疗卫生机构高危妊娠初筛表中一项高危因素即确定为孕期高危因素初筛阳性。

3. 一旦检出具有"需要关注的表现特征及病史"孕妇，须嘱其在区级抢救指定医院或三级助产机构建档、分娩。

4. 妊娠合并传染性疾病，如病毒性肝炎、梅毒、艾滋病、结核病、重症感染性肺炎、特殊病毒感染(H1N7 流感病毒、寨卡病毒等)，应当按照传染病防治相关要求进行管理，落实预防艾滋病、梅毒和乙肝母婴传播综合干预措施。

5. 基层医疗卫生机构妇女保健人员应将孕期高危因素初筛阳性的孕妇纳入高危管理，同时将孕妇建册信息及高危因素录入北京市妇幼保健网络信息系统。

6. 高危妊娠初筛表保存 2 年。

## 二、高风险(红色)孕妇上报制度

基层医疗卫生机构妇女保健人员发现高风险(红色)孕妇,应及时将孕情上报区妇幼保健机构产科质量管理办公室,共同对孕妇进行孕期管理。

(一) 孕产期合并症

1. 心血管系统疾病

(1) 各种原因引起的肺动脉高压[肺动脉平均压力(mPAP) ≥ 50mmHg)],如房间隔缺损、室间隔缺损、动脉导管未闭等。

(2) 复杂性先天性心脏病(法洛四联症、艾森门格综合征等)和未手术的发绀型先天性心脏病($SpO_2 < 90\%$);丰唐手术(Fontan operation)后。

(3) 心脏瓣膜疾病:瓣膜置换术后、中重度二尖瓣狭窄(瓣口 < $1.5cm^2$)、主动脉瓣狭窄(跨瓣压差 ≥ 50mmHg)、马方综合征等。

(4) 心肌病。

(5) 感染性心内膜炎。

(6) 急性心肌炎。

(7) 风湿性心脏病风湿热活动期。

(8) 妊娠期高血压心脏病。

(9) 心功能Ⅲ级或Ⅲ级以上者。

(10) 心功能检查,射血分数(EF) ≤ 60%,心排血指数(CI)每分钟 ≤ $3.01/m^2$。

(11) 高血压:高血压并发子痫前期(重度)、高血压合并严重脏器损害、子痫、溶血肝功能异常血小板减少综合征(HELLP综合征)。

2. 呼吸系统疾病　哮喘反复发作、肺纤维化、胸廓或脊柱严重畸形等影响肺功能者。

3. 消化系统疾病 重型肝炎、肝硬化、严重消化道出血、急性胰腺炎、肠梗阻等影响孕产妇生命的疾病。

4. 泌尿系统疾病 急、慢性肾脏疾病伴高血压、肾功能不全;慢性肾脏疾病伴肾功能不全代偿期(肌酐超过正常值上限)。

5. 内分泌系统疾病

(1)糖尿病伴有严重合并症:妊娠糖尿病/糖尿病合并妊娠并发慢性肾脏疾病5期、严重心血管病、增生性玻璃体视网膜病变或玻璃体积血、周围神经病变等。

(2)甲状腺疾病:甲状腺功能亢进并发心脏病、感染、肝功能异常、精神障碍等疾病;甲状腺功能减退引起系统功能障碍,基础代谢率小于 -50%。

(3)垂体催乳素瘤:需要药物治疗的垂体催乳素瘤;垂体催乳素瘤出现视力减退、视野缺损、偏盲等压迫症状。

(4)尿崩症:肾性尿崩症(尿量超过 4 000ml/d);中枢性尿崩症伴有明显的多饮、烦渴、多尿症状,或合并其他垂体功能异常。

(5)嗜铬细胞瘤。

6. 血液系统疾病

(1)再生障碍性贫血。

(2)妊娠合并血小板减少(血小板 $< 50 \times 10^9$/L)。

(3)妊娠贫血(血红蛋白 $\leqslant$ 60g/L)。

(4)白血病。

(5)凝血功能障碍无出血倾向。

(6)凝血功能障碍伴出血倾向,如先天性凝血因子缺乏、低纤维蛋白原血症等。

(7)血栓栓塞性疾病,如下肢深静脉血栓、颅内静脉窦血栓等。

(8)易栓症,如抗磷脂综合征、肾病综合征、抗凝血酶缺乏症、蛋白 C 缺乏症、蛋白 S 缺乏症等。

7. 免疫系统疾病活动期,如系统性红斑狼疮(SLE)、重症 IgA 肾病、类风湿性关节炎、干燥综合征、未分化结缔组织病等。

8. 精神病急性期

9. 恶性肿瘤

(1)妊娠期间发现的恶性肿瘤。

(2)恶性肿瘤治疗后复发或发生远处转移。

10. 神经系统疾病

(1)脑血管畸形及手术史。

(2)癫痫全身发作。

(3)重症肌无力,病变发展至躯干肌、呼吸肌等。

11. 吸毒

12. 其他严重内、外科疾病等

(二)孕产期并发症

1. 多胎妊娠

(1)单绒双羊双胎妊娠(或单绒单羊双胎)。

(2)三胎及以上妊娠。

(3)三胎及以上妊娠伴心肺功能减退。

2. 胎盘异常　凶险性前置胎盘、胎盘早剥。

3. 瘢痕子宫　瘢痕子宫伴中央性前置胎盘或伴可疑胎盘植入;瘢痕子宫伴可疑胎盘植入。

4. Rh 血型不合溶血病。

5. 原因不明的发热持续 2 周以上。

6. 红色预警范畴疾病产后尚未稳定。

## 学习小结

基层医疗卫生机构妇女保健人员对孕妇高危因素逐项进行初筛,重点询问高危妊娠初筛表中第 7 项(需要关注的表现特征及病史),与孕妇建立信任关系。通过本章学习,基层医疗卫生机构妇女保健人员能具备孕产期合并症等疾病的初步识别能力及宣教能力,可结合高危妊娠初筛表及妊娠风险分级相关政策指南,对孕妇进行产科建档指导和健康教育;对于高危妊娠初筛阳性的孕妇,建册 1 周内完成追访。

(李 陵 孟 超 沈汝冈)

# 第六章
## 妊娠期常见疾病识别与管理

学习重点

1. 掌握妊娠期常见疾病的判断/诊断标准。

2. 掌握妊娠期常见疾病的特征和围孕期指导的重点内容。

3. 熟悉妊娠期常见疾病对妊娠的影响。

### 一、肥胖

（一）判断标准

体重指数（BMI）$\geq 28\text{kg/m}^2$，BMI=体重/身高$^2$（$\text{kg/m}^2$）。

（二）肥胖对妊娠的不良影响

1. 对孕妇的影响 孕妇罹患妊娠高血压、妊娠糖尿病等妊娠并发症的发生率增加；早产或过期妊娠发生率增加；肥胖造成腹肌无力，容易引起产程延长和剖宫产率增加。

2. 对胎儿的影响 神经管缺陷、肌肉骨骼系统及循环系统出生缺陷发生率增加；巨大儿发生率增加；子代儿童期和成年期肥胖风险增加。

（三）指导

平衡饮食和合理运动，BMI控制在正常范围内（$18.5\sim23.9\text{kg/m}^2$）再妊娠；孕前优生指导，针对性行病因治疗。

## 二、高血压

### (一) 诊断标准

妊娠高血压定义:同一手臂至少 2 次测量的收缩压 ≥ 140mmHg 和 / 或舒张压 ≥ 90mmHg。对首次发现血压升高者,应间隔 4 小时或以上复测血压,如 2 次测量均为收缩压 ≥ 140mmHg 和 / 或舒张压 ≥ 90mmHg,诊断为高血压。

### (二) 对妊娠的影响

母体易并发子痫前期、子痫、肝肾功能损伤、脑血管意外、肺水肿、心力衰竭等;还可能对胎儿造成不良影响,包括胎儿生长受限、早产、胎盘早剥等;严重者甚至威胁孕产妇及胎儿安全。

### (三) 指导

患有高血压的育龄女性,如无明显靶器官损害,建议血压控制平稳 3 个月后可考虑妊娠,同时严密监测母儿健康情况;高血压合并严重脏器损害的妇女不宜妊娠。继发性高血压患者,孕前须进行专科检查及评估,尽早查明病因。

妊娠高血压患者,应遵医嘱,合理用药。血管紧张素转换酶抑制剂和血管紧张素 Ⅱ 受体阻滞剂可导致胎儿畸形,故妊娠期禁用,对于孕前应用此类药物的患者,孕期更换其他类降压药物。还应改善生活方式,控制体重,适当运动,保持心情放松。

## 三、心脏病

### (一) 诊断依据

妊娠合并心脏病包括妊娠合并风湿性心脏病、妊娠合并先天性心脏病、围生期心肌病、妊娠期高血压心脏病、功能异常性心脏病等,通过相关病史、体格检查、辅助检查进行病情评估。

### (二) 对妊娠的影响

1. 对孕妇的影响　孕期总血容量较非孕期最多增加 40%~

45%,心排血量增加,心率加快,心脏负担加重,易发生心力衰竭甚至死亡。

2. 对胎儿的影响　可造成流产、早产、死胎、胎儿生长受限、胎儿窘迫、新生儿窒息以及围产儿死亡发生率增高;需注意,治疗心脏病的某些药物对胎儿存在潜在毒性,如地高辛能迅速通过胎盘,孕期应用过量可致胎儿中毒。

(三) 指导

心功能 Ⅰ 级、Ⅱ 级,无其他并发症者,可耐受妊娠分娩,孕期严密观察,定期随诊。心功能 Ⅲ 级、Ⅳ 级者,既往有心力衰竭病史,有明显的肺动脉高压等,不宜妊娠。先天性心脏病孕妇,子代再发风险增高,应加强产前检查,对胎儿心脏发育情况进行排查。孕期应注意休息、避免过度劳累,增加营养、避免体重过度增长,积极纠正贫血。

## 四、心律失常

(一) 定义及诊断依据

心律失常是由于心脏冲动的起源和 / 或传导障碍引起心脏搏动的频率和 / 或节律异常。正常成人心率为 60~100 次 /min,可通过相关病史、体格检查、辅助检查进行病情评估。

(二) 对妊娠的影响

1. 对孕妇的影响　严重心律失常可能诱发或加重心力衰竭,甚至导致心源性猝死。

2. 对胎儿的影响　心律失常可导致流产、早产、胎儿生长受限、胎儿窘迫、死胎、新生儿窒息风险增加。

(三) 指导

已知或可疑有心律失常的育龄女性,应专科诊治,进行妊娠期风险评估、病因治疗。严重的心律失常(频发室性期前收缩、阵发性室性心动过速、二度及以上房室传导阻滞等)患者,病情稳定后方可妊娠。心律失常患者在服用胺碘酮、普罗帕酮等药物期间不适合备孕，建议做好避孕措施。

## 五、口腔疾病

### (一) 诊断依据

通过口腔科医生检查进行诊断。

### (二) 对妊娠的影响

流产、早产、低出生体重儿发生率增加，严重时引发下颌脓肿或纵隔脓肿，危及生命。

### (三) 指导

妊娠前行口腔检查；治愈口腔疾患后再妊娠；很多疾病会引发"味觉减退"或"口臭"，如呼吸道感染、肺部感染、糖尿病等，都可能会有此现象，应注意鉴别诊断。

## 六、系统性红斑狼疮

### (一) 发病特点及临床表现

系统性红斑狼疮（systemic lupus erythematosus，SLE）是一种血清中出现以抗核抗体为代表的多种自身抗体水平增高，多系统受累的疾病，临床表现多种多样。2019 年欧洲抗风湿病联盟（EULAR）和美国风湿病学会（ACR）在美国 1997 年风湿病学院修订的分类标准的基础上，将抗核抗体至少一次阳性列为强制性准入标准；对 7 项临床指标和 3 个免疫学指标进行了加权，总分 ≥ 10 分，包括满足至少一项临床标准即可诊断。

美国 1997 年风湿病学院修订的分类标准，满足 11 项中 4 项及以上即可诊断：①颊部红斑；②盘状红斑；③光过敏；④口腔溃疡；⑤关节炎，≥ 2 个外周关节受累，不伴有关节畸形；⑥浆膜炎，如胸膜炎、心包炎；⑦肾脏疾病，尿蛋白 > 0.5g/d 或 +++，或管型；⑧神经系统病变，如癫痫发作或精神病；⑨血液系统异常，如溶血性贫血、白细胞减少、淋巴细胞减少、血小板减少；⑩免疫学异常，如抗双链 DNA 抗体阳性、抗 Sm 抗体阳性、抗磷脂抗体阳性；⑪排除"药物性狼疮"后，抗核抗体滴度异常。

（二）对妊娠的影响

1. 对孕妇的影响　孕期系统性红斑狼疮病情可能加重，妊娠并发症发生概率增加（子痫前期等），少数并发严重脏器损伤甚至死亡。

2. 对胎儿的影响　可引起流产、早产、胎儿生长受限、胎儿窘迫、死胎、先天性完全性心脏传导阻滞等。

（三）指导

同时满足以下条件，可准备怀孕：无重要脏器受累；病情稳定半年至一年，口服泼尼松 ≤10mg/d；免疫抑制剂停药半年以上。系统性红斑狼疮处于活动期不宜妊娠。来氟米特和甲氨蝶呤妊娠期禁用。

## 七、贫血

（一）妊娠贫血诊断标准

孕妇外周血中血红蛋白（Hb）<110g/L 和 / 或血细胞比容（HCT）<0.33。

（二）对妊娠的影响

1. 对孕妇的影响　贫血致孕妇抵抗力降低，孕期和分娩期风险增加，易并发胎膜早破、产褥期感染；重度贫血可引起贫血性心脏病；贫血可导致胎盘缺氧，而胎盘缺氧可引起妊娠高血压；对失血耐受性降低，易发生失血性休克。

2. 对胎儿的影响　中重度贫血易导致胎儿生长受限、胎儿窘迫、早产、死胎等。

（三）指导

极重度贫血（Hb<40g/L）不宜妊娠；重度贫血（Hb 40~69g/L）、

中度贫血（Hb 70~99g/L），纠正贫血后妊娠，同时孕期严密监测；轻度贫血（Hb 100~109g/L），治疗贫血后可妊娠；白血病、再生障碍性贫血，暂时不宜妊娠，治疗后需多学科综合评估是否可以妊娠。病因不明或不能纠正的贫血患者转诊血液科进行病因检查、治疗。怀孕前积极治疗失血性疾病（如内痔等），孕期加强营养，定期检查血常规，预防贫血。

## 八、Rh 血型不合溶血病

### （一）发病特点及诊断依据

Rh 阴性血型母亲和 Rh 阳性血型父亲的胎儿，有可能遗传父亲的 Rh 阳性血型，Rh 阳性的红细胞进入母亲血液，启动母亲免疫反应。Rh 血型不合溶血病多见于第二次妊娠，妊娠期多无明显表现，或表现为羊水过多、胎儿水肿或贫血。病史、孕妇及配偶血型、超声等检查可辅助诊断，最终确诊需行胎儿及新生儿检查。

### （二）对妊娠的影响

对孕妇多数无明显影响，但可导致胎儿流产、早产、死胎或新生儿溶血病，严重者可造成新生儿核黄疸或死亡。

### （三）指导

对于 Rh 阴性血型孕妇，每次妊娠第一次产检均应检查抗体情况。第一次分娩 Rh 阳性血型婴儿后，产后 72 小时内，肌内注射抗 D 免疫球蛋白 300μg。羊水穿刺、流产、早产后也应注射抗 D 免疫球蛋白，保护下一次妊娠，避免出现 Rh 血型不合溶血病。

## 九、甲状腺功能减退症

### （一）定义、发病特点及诊断标准

甲状腺功能减退症（简称甲减），是由于甲状腺激素合成和分泌减少或组织作用减弱导致的全身代谢减低的内分泌疾病。根据妊娠期特异性血清促甲状腺激素（TSH）和游离甲状腺素（$FT_4$）参考范围，分为妊娠期临床甲减和亚临床甲减。病因包括甲状腺手术、$^{131}I$ 治疗者、有其他自身免疫病等。常表现为代谢率减低、交感神经兴奋性下降等甲减症状或体征。

诊断标准：①临床甲减，TSH 高于妊娠期参考值上限，$FT_4$ 低于妊娠期参考值下限，结合症状可诊断；②亚临床甲减，TSH 高于妊娠期参考值上限，$FT_4$ 正常。

（二）对妊娠的影响

1. 对孕妇的影响　产科并发症明显增加，如子痫前期、胎盘早剥、心力衰竭等。

2. 对胎儿的影响　可能造成流产、死亡、胎儿生长受限、先天性缺陷及智力发育迟缓的发生率增加。

（三）指导

建议孕前 3~6 个月进行 TSH 筛查。一旦确定妊娠，在医生指导下及时调整用药剂量。甲减伴严重并发症不宜妊娠。

## 十、甲状腺功能亢进症

（一）定义及诊断标准

甲状腺功能亢进症（简称甲亢），是甲状腺腺体本身产生甲状腺激素过多，导致体内甲状腺激素过高，引起机体的神经、循环、消化等系统兴奋性增高和代谢亢进的内分泌疾病。妊娠期甲状腺功能亢进症诊断标准：①心悸、多汗、易激动等高代谢症状；②手震颤、甲状腺对称性弥漫性肿大、突眼等体征；③实验室检查，血清 TSH 降低，$FT_4$ 和总甲状腺素（$TT_4$）增高。

（二）对妊娠的影响

1. 对孕妇的影响　增加妊娠并发症（包括妊娠高血压、心力衰竭、感染等）的风险。未经治疗或治疗效果欠佳的孕妇，可因应激等原因引发甲亢危象危及生命。

2. 对胎儿的影响 可造成流产、早产、胎儿生长受限、新生儿甲减/甲亢发生率增加。

（三）指导

建议孕前 3~6 个月进行 TSH 筛查。甲状腺功能亢进育龄女性达到甲状腺功能正常后再备孕。$^{131}$I 局部治疗 6 个月以后才可妊娠。甲亢伴严重并发症者不宜妊娠。因甲巯咪唑可致胎儿畸形，孕早期治疗首选丙硫氧嘧啶。

## 十一、哮喘

哮喘是妊娠期常见合并症，哮喘反复发作可对妊娠产生不良影响，孕期哮喘的病情可能会发生变化。

（一）对妊娠的影响

1. 对孕妇的影响 导致妊娠高血压、胎膜早破、早产等发生率增加。

2. 对胎儿的影响 导致早产、胎儿生长迟缓、低出生体重儿等发生率增加。

（二）指导

备孕前建议进行哮喘变应原的检测，避免接触诱发哮喘发作的物质。建议哮喘控制、病情稳定后再怀孕。妊娠后进行哮喘病情控制情况评估，包括肺功能、发作频率、用药情况等。哮喘反复发作者孕期治疗过程中，不能擅自停药或减量，身边要常备药，尤其是清晨、夜间要有家属陪同。

## 十二、癫痫

妊娠与癫痫相互影响，妊娠可能会增加癫痫发作的频率，癫痫及应用抗癫痫药物又会影响妊娠及胎儿发育，应充分评估后再备孕。

（一）对妊娠的影响

1. 对孕妇的影响　导致妊娠剧吐、妊娠高血压等妊娠并发症的发生风险增加,也可导致胎盘早剥、早产等。

2. 对胎儿的影响　导致早产、低出生体重儿、出生缺陷发生的风险增加。

（二）指导

孕期应进行生育咨询,由产科、神经内科等开展综合评估,根据病情个性化选择抗癫痫药物。应用抗癫痫药物治疗时,从孕前3个月至孕早期3个月补充叶酸(4mg/d),预防神经管缺陷。孕期根据病情需要安排家属陪伴,一旦发作及时救治。

## 十三、易栓症

易栓症是由于抗凝蛋白、凝血因子、纤溶蛋白等遗传性或获得性缺陷,或存在获得性危险因素而具有的易发生血栓栓塞的疾病或病理状态(如抗凝血酶缺乏症、蛋白 C 缺乏症、蛋白 S 缺乏症、抗磷脂综合征、肾病综合征等)。临床上主要分为遗传性易栓症和获得性易栓症。

（一）对妊娠的影响

1. 对孕妇的影响　可导致不孕症、复发性流产、妊娠高血压和胎盘早剥等风险增加,甚至可能发生深静脉血栓、肺栓塞。

2. 对胎儿的影响　导致自然流产、胎儿生长受限、死胎、死产发生风险增加。

（二）指导

既往有流产等不良妊娠结局女性,备孕前应进行优生咨询。既往有静脉血栓栓塞病史女性,孕前进行易栓症筛查,评估是否预防性抗凝治疗。孕产期加强病情监测。

## 学习小结

　　妊娠期间母体各系统和器官会发生一系列生理变化以适应胎儿生长发育的需要,妊娠过程中机体的病理变化与妊娠结局密切相关,孕妇可能在妊娠期发现疾病,在妊娠前存在的疾病也可能在妊娠过程中加重,妊娠与疾病相互影响,疾病对母儿均存在危害,甚至产生不良妊娠结局。通过本章学习,基层医疗卫生机构妇女保健人员可掌握妊娠期常见疾病定义、发病特点及诊断标准等相关知识,在基层孕产期保健工作中实现个性化指导。

(李陵　孟超)

# 第七章
## 孕期追访

**学习重点**

1. 掌握孕期追访的原则。
2. 熟悉追访要点,对不同孕期高危因素进行针对性、个性化的追访。

### 一、追访原则

对孕期高危因素初筛阳性的孕妇,基层医疗卫生机构妇女保健人员应在建立《北京市母子健康手册》(简称建册)后1周内追访孕妇是否在相应的助产机构建档(可登录北京市妇幼保健网络信息系统查询助产机构首次产检信息或电话随访),并在北京市妇幼保健网络信息系统录入追访记录。

对建册孕妇孕早期追访1次、孕中期追访2次、孕晚期追访2次,较高风险及以上高危孕妇需增加追访次数。发现红色(高风险)孕妇,应确认其就诊医院级别,上报区产科质量管理办公室,保障孕妇到市级产科抢救中心就诊。

追访手段:查看北京市妇幼保健网络信息系统中助产机构产检录入情况,关键孕周(包括孕13周、20~24周、28~32周、37~40周)需电话追访。追访记录主诉中应明确追访手段,如查看北京市妇幼保健网络信息系统或电话追访等。

对未按预约日期返诊的较高风险、高风险孕妇,3个工作日内完成对其电话追访,必要时入户追访,并将追访结果录入北京市妇幼保健网络信息系统。如果红色(高风险)孕妇失访,应当天上报本区妇幼保健机构。

## 二、高危因素追访要点

ER-1-7-1

孕期高危因素
追访流程演示
(视频)

高危因素"预产期年龄≥35岁"追访要点:孕早期超声筛查、孕中期超声筛查;对孕妇产前筛查和产前诊断情况进行询问。

高危因素"身高≤145cm,或对生育可能有影响的躯体残疾"追访要点:超声关注胎儿情况;关注孕产妇心肺功能情况。

高危因素"BMI>25kg/m²"追访要点:超声关注胎儿发育情况;孕妇体重增长情况;血压、血糖情况;服药情况。

高危因素"Rh阴性血型"追访要点:超声关注胎儿贫血、水肿情况;胎动情况,Rh血型抗体情况。

高危因素"生育间隔<18个月"追访要点:是否有前置胎盘;是否有阴道出血;是否有下腹痛;胎心率、胎动情况。

高危因素"不孕史""辅助生殖妊娠"追访要点:确定受孕且受精卵在子宫体腔内;胎心率、胎动情况;产前筛查、产前诊断情况。

高危因素"不良孕产史(各类流产≥3次、早产史、围产儿死亡史、出生缺陷、异位妊娠史、妊娠滋养细胞疾病史、既往妊娠并发症及合并症史)"追访要点:是否确定受孕且受精卵在子宫体腔内;是否有阴道出血,是否有下腹痛;胎儿生长发育情况;产前筛查、产前诊断情况。

高危因素"恶性肿瘤病史""附件恶性肿瘤手术史"追访要点:既往病史,需要多次追访,专科随访,嘱咐孕妇出现任何状况立即去医院就诊。

高危因素"凝血因子缺乏"追访要点:既往病史,凝血结果,关注是否有牙龈出血、鼻衄等情况。

高危因素"先天发育异常或有遗传病家族史"追访要点：产前诊断情况、遗传咨询情况。

高危因素"血红蛋白<110g/L"追访要点：关注贫血程度及贫血原因；胎儿生长发育情况；严重贫血需要关注是否有地中海贫血、肿瘤、免疫性疾病。

高危因素"血小板计数≤100×10⁹/L"追访要点：血小板计数及下降趋势，皮肤黏膜出血情况，是否存在妊娠高血压及血液系统疾病。

高危因素"呼吸系统疾病(哮喘及哮喘病史、咳嗽、咯血，肺部听诊异常，长期低热、消瘦、盗汗，胸廓畸形)"追访要点：关注结核病史，心肺功能，是否服药。

高危因素"心血管系统疾病(心悸、胸闷、胸痛或背部牵涉痛、气促、夜间不能平卧，心脏病史、心力衰竭史、心脏手术史)"追访要点：既往病史，心功能分级、肺功能，胎儿生长发育情况，服药情况及专科检查情况。

高危因素"消化系统疾病(严重纳差、乏力、剧吐，上腹疼痛、肝脾大，皮肤巩膜黄染，便血)"追访要点：根据不同的疾病针对性追访，服药情况，了解肝功能情况。

高危因素"泌尿系统疾病(眼睑水肿、少尿、蛋白尿、血尿、管型尿，慢性肾炎、肾病史)"追访要点：既往病史，监测血压、尿蛋白、尿量及肾功能情况，胎儿生长发育情况。

高危因素"血液系统疾病(牙龈出血、鼻衄，出血不凝、全身多处瘀点瘀斑，血小板减少、再生障碍性贫血等血液病史)"追访要点：既往病史，血液系统专科检查情况，治疗情况。

高危因素"内分泌系统疾病(多饮、多尿、多食)""尿糖阳性且空腹血糖异常(妊娠24周前≥7.0mmol/L，妊娠24周起≥5.1mmol/L)"追访要点：妊娠糖尿病确诊情况，饮食、运动情况,监测血压、血糖,营养科就诊,胎儿生长发育情况。

高危因素"免疫系统疾病[明显关节酸痛、脸部蝶形或盘形红斑、不明原因高热,口干(无唾液)、眼干(眼内有摩擦异物感或无泪)]"追访要点:既往病史,关注症状和各项指标,专科就诊及服药情况,胎儿生长发育情况。

高危因素"精神神经系统疾病(言语交流困难、智力障碍、精神抑郁、精神躁狂、癫痫史)"追访要点:家属陪伴和支持情况,特别是有癫痫病史孕妇;必要时心理咨询或精神专科诊治。在进行追访时提醒孕产妇进行心理筛查并协助助产机构完成心理高危追访工作,对筛查异常未就诊孕妇建议其尽快到产检机构进行心理保健转会诊,已到精神心理专科就诊孕妇及时将追访记录录入北京市妇幼保健网络信息系统。对严重精神障碍患者,应联合精防人员进行随访,重点关注其病情及发作情况、规律服药治疗和风险评估等情况,若发现病情不稳定或因妊娠、分娩停用精神科药物者,及时调整为至少每两周随访一次或随时关注,避免出现因精神障碍病情波动导致危及孕妇自身及胎儿生命安全行为的发生。

高危因素"性传播疾病(外生殖器溃疡、赘生物或水疱,阴道或尿道流脓,性病史)"追访要点:关注诊断及治疗情况,是否有复发情况,必要时及时就医诊治。

## 学 习 小 结

孕妇在妊娠期间可能会出现新的高危因素,通过孕期高危因素初筛的情况,以及北京市妇幼保健网络信息系统中产检记录,根据追访要点询问高危因素的详细情况和程度,了解目前孕妇及胎儿的情况,进行针对性的指导。

(李 陵 孟 超 沈汝冈)

# 第八章
## 产后访视

**学习重点**

1. 掌握产妇体格检查内容。

2. 熟悉产后访视流程及常规指导内容。

3. 熟悉访视物品准备,以及洗手步骤、访视中需要洗手的几种情况。

4. 了解产后访视对象、时间和次数。

### 一、访视对象、时间和次数

（一）访视对象

访视对象为在本辖区产后休养的产妇和新生儿,包括北京市户籍人口和非户籍人口。本章仅涉及产妇的访视相关内容。

1. 对户口在本辖区内,但居住在本辖区外的产妇和新生儿,由居住地所属基层医疗卫生机构进行产后访视。

2. 对临时来京分娩且在京产后休养的产妇和新生儿,由临时居住地所属的基层医疗卫生机构进行产后访视。

（二）访视时间和次数

按照《国家基本公共卫生服务规范(第三版)》要求,访视在出院后7日内完成。

1. 正常情况下,产后访视要进行两次。基层医疗卫生机构妇女保健人员需要在北京市妇幼保健网络信息系统查看分娩信息,应于产妇出院后7日内、产后28天内进行产后访视,同时进行产褥期健康管理,加强母乳喂养和新生儿护理指导,同时进行新生儿访视。

2. 具有高危因素的产妇和高危新生儿,以及访视中发现母婴有异常情况者,应酌情增加访视次数,及时指导,一般不少于3次,必要时需继续追访至产后42天。

需增加产后访视次数的疾病主要包括:精神障碍、产后抑郁症、心脏病、糖尿病、高血压、肾脏疾病、肝脏疾病、肺结核、哮喘、甲状腺功能亢进或减退、血小板减少、重度贫血、自身免疫系统疾病、恶性肿瘤、癫痫、产后出血、羊水栓塞、肺栓塞、呼吸衰竭、心力衰竭、会阴伤口血肿、会阴Ⅲ~Ⅳ度裂伤、产褥感染以及其他需要增加访视次数的疾病。

3. 完成产后访视3日内将产后访视信息录入北京市妇幼保健网络信息系统。

## 二、访视前准备

(一) 入户访视着装及行为仪表

1. 访视着装　访视人员需统一穿着访视服装、佩戴胸牌;访视服装保持整洁、无污迹,定期清洗;不穿拖鞋。

2. 行为仪表　访视人员入户访视时举止端庄稳重,态度严谨认真。仪容自然,不化浓妆,不留长指甲,不染指甲油。交流时语气温和,语音清晰。

(二) 访视前准备

1. 了解产妇及新生儿健康情况　通过查看北京市妇幼保健网络信息系统,了解产妇及新生儿高危因素,根据高危因素给予产后访视关注和有针对性的随访服务。主要包括:

(1)了解产妇孕期及产时、产后情况:如分娩年龄、分娩孕周、分娩方式、是否双胎或多胎;妊娠期患病及药物使用情况,心理评估级别;产妇产时或产后出血、贫血情况;如患有高血压、糖尿病等疾病,其产后控制情况及是否规范用药情况等。

(2)了解新生儿出生时和出生后的情况:如新生儿出生体重、身长,分娩过程中有无窒息、产伤,是否有畸形,是否已做新生儿听力筛查和新生儿遗传代谢性疾病筛查等。

2. 访视前电话沟通　访视人员通过电话与被访视产妇或家属进行访视前沟通。内容包括:①核实母婴一般情况,如分娩方式、产后天数、新生儿出生体重、母婴高危因素等;②预约产后访视具体时间;③确定具体产后休养地点;④告知产后访视内容及相关事项。如果需要产妇和新生儿在访视前自测体温,要告知体温测量的正确方法,必要时对产妇及陪护者进行流行病史调查。体温测量注意事项:①检查体温计是否完好;②测腋温时应当擦干腋下的汗液,将体温计放于产妇腋窝深处并贴紧皮肤,防止脱落。

3. 准备访视物品　访视物品主要包括必备物品、防护用品、生活用品等,均在备用状态。

(1)访视物品种类

1)必备物品:访视包、血压计、听诊器、体温计(2支)、75%酒精或酒精棉球、2%碘酊、安尔碘皮肤消毒剂、医用棉签、一次性消毒手套、消毒压舌板、手电筒(提前检查光源)、软皮尺、新生儿体重秤、新生儿体重秤用提包或一次性治疗巾、听力筛查仪等;消毒剪刀、镊子、消毒纱布、胶布等根据实际情况携带。

2)防护用品:访视服、一次性使用无菌医用帽、医用外科口罩、医疗废物收集袋(黄色)、速干手消毒剂;视情况准备护目镜或面屏、医用口罩等。

3)生活用品:一次性鞋套、一次性臀垫等。

4)其他用品:宣教指导资料等。

(2)访视物品要求

1)非消耗性物品做好擦拭等消毒:①血压计袖带应保持清

洁,至少每月清洗 1 次,特殊污染随时清洁消毒;②听诊器保持清洁,每次使用后用 75% 酒精擦拭,尤其接触传染病人后及时消毒;③体温计每次使用后消毒;④新生儿称重用提包保持清洁,至少每月清洗 1 次,特殊污染随时清洁消毒。

2)消耗性物品在有效期内,包装无破损:①使用一次性独立、完整包装的消毒压舌板;②医用棉签尽量使用小包装,开启后使用不得超过 24 小时;③消毒用品应密闭存放,尽量采用小包装,开启后不得超过 1 周。

3)测量工具标准统一:①新生儿体重秤最大载重为 10kg,最小分值为 50g;②软皮尺最小分值为 0.1cm。

**4. 查体前注意事项**

(1)进门前:访视人员按门铃或敲门、自我介绍;说明来访目的,取得产妇或家属同意和信任,进入产妇家中。

(2)进门后:访视人员穿访视服(访视服在产后访视时穿着,不能作为日常工作服),佩戴胸卡。穿戴一次性使用无菌医用帽、医用外科口罩,穿一次性鞋套,佩戴胸卡。

(3)观察:产妇居住环境是否通风,室温是否合适,光线是否充足;产妇和新生儿穿着是否合适。

(4)洗手

1)洗手目的:去除手部皮肤污垢、碎屑和部分致病菌,切断通过手传播微生物的途径,是防止感染扩散的最简易而又最重要的一项措施。

2)产后访视人员需要洗手的情况:①接触母婴前后;②接触母婴之间;③接触母婴黏膜、破损皮肤或伤口前后,以及接触母婴的血液、体液、分泌物、排泄物、伤口敷料之后。

3)洗手步骤:①在流动水下,使双手充分淋湿。②取适量肥皂,均匀涂抹至整个手掌、手背、手指和指缝。③认真揉搓双手至少 15 秒,应注意洗净双手所有皮肤,包括指背、指尖和指缝。"七步洗手"步骤如下：第一步(内)，洗手掌，流水湿润双手，涂抹洗手液(或肥皂)，掌心相对，手指并拢相互揉搓；第二步(外)，洗背侧指缝，手心对手背沿指缝相互揉搓，双手交换进行；第三步(夹)，洗掌侧指缝，掌心相对，双手交叉沿指缝相互揉搓；第四步(弓)，洗指背，弯曲各手指关节，半握拳把指背放在另一手掌心旋转揉搓，双手交换进行；第五步(大)，洗拇指，一手握另一手大拇指旋转揉搓，双手交换进行；第六步(立)，洗指尖，弯曲各手指关节，把指尖合拢在另一手掌心旋转揉搓，双手交换进行；第七步(腕)，洗手腕、手臂，揉搓手腕、手臂，双手交换进行。④在流动水下彻底冲洗双手，用一次性擦手纸擦干或自然晾干。

4)洗手注意事项：①使用流动的洁净水，不应用手旋转开关水龙头(必要时请其他人员辅助开关)；②洗手时要稍加用力，认真清洗指甲、指尖、指缝和指关节等易污染的部位；③洗手之后不要接触其他物体表面；④肥皂应保持清洁、干燥，使用肥皂之前可以用水冲洗一下。

## 三、访视流程及内容

(一) 了解

1. 分娩情况　包括分娩时间、分娩方式、产程是否顺利、有无难产经历、产后出血情况等。

2. 孕期情况　有无高危因素(包括妊娠合并症及并发症)，诊断及其治疗经过等。

3. 出院情况　包括出院时间、出院医嘱等。可查看产妇《出院诊断证明》，关注出院医嘱或注意事项，如有特殊情况需加强指导、随访。

(二) 询问

1. 询问一般情况，如有无头晕、疲乏等异常情况。

2. 询问喂养方式、乳量是否充足等。

3. 询问饮食、睡眠、大小便情况。

### (三) 体格检查

进行产妇体格检查前,嘱其排尿,清洁外阴,更换卫生护垫。产妇体格检查一般采取平卧位,访视者位于产妇右侧进行操作为宜。

1. 一般情况检查　测量体温、脉搏、血压、呼吸及心肺听诊,发现异常及时寻找原因并处理。

(1) 测体温

1) 测量方法:访视中,为产妇测量体温宜采用腋测法,该方法安全、方便,不易发生交叉感染。测量体温时,先检查体温计是否完好,擦干产妇腋下的汗液,将体温计头端置于产妇一侧腋窝中央顶部,嘱产妇用上臂将其夹紧,防止脱落,测量完毕,取出并读数。

2) 注意事项:腋测法体温正常值为 36~37℃。体温在一天中会有波动,在 24 小时内下午较早晨稍高,进餐、喝热水、劳动或剧烈运动后,体温也可有轻度升高,高温环境或情绪激动等因素也可使体温略有升高,但一般波动范围不超过 1℃。因此,建议在安静状态下测量体温。产后体温多数在正常范围。产后 24 小时内因分娩疲劳体温轻度升高,一般不超过 38℃,产后 3~4 天因泌乳热体温可升高,持续 4~16 小时即下降。

当访视过程中检查产妇体温升高,要查明原因。①如果伴有涨奶、乳房红肿热痛,考虑发生乳腺炎的可能;②如果伴有尿急、排尿次数增多和尿痛感,则考虑发生尿路感染的可能;③如果伴有咳嗽、流鼻涕,考虑发生呼吸道感染的可能;④如果伴有下腹痛、恶露恶臭味,考虑发生盆腔感染的可能;⑤如果伴有会阴部切口红肿、疼痛、坐位困难,考虑发生会阴切口感染的可能;⑥如果伴有下肢肿胀和疼痛,考虑发生血栓性静脉炎的可能。

体温升高只是一种表象,病因多样复杂,因此,只要出现发热,应建议产妇及时前往医院就诊,切忌自行判断病因,自行服药治疗。

（2）测脉搏

1）测量方法：脉搏的检查通常是以触诊法测量脉率,应注意其频率、节律、强弱等。测量前产妇应情绪稳定,测量前30分钟无过度活动,无紧张、恐惧等。产妇取卧位（或坐位）,手臂舒适,手腕伸展。检查者将一手示指、中指、无名指并拢,将其指腹平置于桡动脉近手腕处,按压的力量以能清楚触到搏动为宜（图1-8-1）。正常脉搏计数半分钟,并将所测的数值乘2,即为脉率；如脉搏异常应测1分钟。

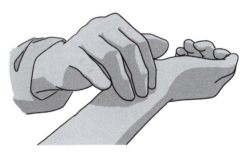

图1-8-1 触诊法测量脉率

2）注意事项：正常成人安静状态下脉率为60~100次/min。产妇脉率较慢但规律,一般在60~70次/min。如脉率>100次/min,称为脉率增快,要查找原因,如运动、餐后、情绪变化、疼痛刺激、发热、严重出血、产褥中暑、产褥感染、心功能不全,或者服用了甲状腺素片、咖啡、茶、酒等,需进行鉴别。当在安静状态下测量脉率>100次/min或脉搏细弱而触不清时,建议前往医院就诊。

（3）测血压

1）测量方法（图1-8-2）：访视中，为产妇测量血压宜采用袖带加压法，使用血压计测量。该方法简便易行，普遍适用，但因易受周围动脉舒缩及其他因素的影响，测得的血压数值常有变化，需注意规范操作。使用水银柱血压计测量上臂肱动脉部位血压时，气囊袖带大小合适，可使用气囊长22~26cm、宽12~14cm的标准规格袖带。测量前30分钟内禁止吸烟或饮用咖啡等兴奋或刺激物，排空膀胱，在安静环境下休息5~10分钟。打开血压计水银柱开关，水银柱凸面水平应在零位。产妇取坐位或仰卧位，裸露被测上肢，伸开并轻度外展，肌肉放松，手掌向上，肘部和血压计应与心脏同一水平（仰卧位时平腋中线，坐位时应平第四肋软骨），将血压计袖带紧贴皮肤平整缚于上臂，袖带内气囊的中部应位于肱动脉表面，袖带松紧以恰能放进一个手指为佳，袖带上的空气管无打折或扭曲，袖带下缘应距肘窝横纹以上2~3cm，将听诊器膜型体件置于肘窝处、肱二头肌肌腱内侧的肱动脉搏动处，轻压之（体件勿塞于袖带与上臂之间）。旋紧与气囊相连的气球充气旋钮，快速向气囊内充气，同时听诊肱动脉搏动音，观察水银柱上升高度，使气囊内压力达到肱动脉搏动音消失后，再升高水银柱30mmHg；随后松开气球上的充气旋钮使气囊以恒定的速率缓慢放气（下降速度2~6mmHg/s），同时水平注视缓慢

ER-1-8-1

产后访视——
血压测量操作
演示（视频）

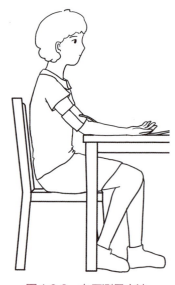

图1-8-2 血压测量方法

下降的水银柱凸面水平,首次听到的响亮拍击声(肱动脉搏动声响)时水银柱凸面所示数值为收缩压,最终声音消失时水银柱所示数值为舒张压,获得舒张压读数后,快速放气至零。用同样的方法测血压至少2次,间隔1~2分钟,如收缩压或舒张压两次读数相差5mmHg以上,应再次测量,以3次读数的平均值作为测量结果并记录。血压测量完毕,将气囊排气,卷好袖带并平整地置于血压计中,然后使玻璃管中水银完全进入水银槽后,关闭水银柱开关和血压计。

2)注意事项:每次访视均应测血压,在未使用降压药的前提下,收缩压(俗称高压)≥140mmHg和/或舒张压(俗称低压)≥90mmHg,定义为高血压;血压低于90/60mmHg,定义为低血压。产褥期血压稳定,变化不大。患有妊娠高血压的产妇,产后血压多有较明显降低,但仍需要每日在同一时间段测量血压,以便于比较;对于服用降压药物的产妇,需按照医嘱定时测量血压,如出现头晕、头痛、视物模糊,需及时测量血压。血压升高者要分析原因,如进食、情绪激动、精神紧张、活动或高血压等,访视过程中发现血压异常变化,要密切关注,必要时建议前往医院就诊。

(4)测呼吸:呼吸检查应注意呼吸类型、频率、深度、节律以及有无其他异常现象。由于呼吸易受主观因素影响,在检查呼吸时勿对产妇有任何暗示。医生在检查脉搏结束后,手指仍可置于桡动脉处,但应观察产妇胸廓或腹部随呼吸而出现的活动情况,一般情况下应计数1分钟。正常人呼吸为12~20次/min,产妇呼吸深慢,一般在14~16次/min,如体温升高1℃,呼吸频率可增加4次/min,呼吸和脉搏均加快,注意心肺听诊,查找原因(如产褥感染、产褥中暑等)。

(5)心肺听诊

1)肺部听诊:主要包括呼吸音、啰音等。肺部听诊,每处至少听 1~2 个呼吸周期。听诊顺序一般由肺尖开始,自上而下,由前胸到侧胸,也就是由腋窝向下,最后检查背部,并要两侧对称部位进行对照比较。听诊部位:①前胸部为锁骨上窝,锁骨中线上、中、下部,腋前线上、下部和腋中线上、下部,左右两侧,共 16 个听诊部位;②背部听诊为腋后线上、下部,肩胛间区上、下部,肩胛下区内、外部,左右两侧共 12 个部位;③肺部听诊一般用膜型体件听诊,置于胸壁肋间隙,适当加压,以贴紧胸壁。锁骨上窝宜用钟型体件。根据需要在某一部位可多听几个点。如出现干、湿啰音,或呼吸音粗糙等情况,嘱产妇及时至医疗机构就诊。

ER-1-8-2

产后访视——
心肺听诊操作
演示(视频)

2)心脏听诊:主要包括心率、心律、心音、心脏杂音和心包摩擦音。心率指每分钟心跳的次数。一般在心尖部听取,计数 1 分钟。心律指心脏搏动的节律。听诊部位:①二尖瓣听诊区,位于心尖搏动最强点,又称心尖区;②肺动脉瓣听诊区,在胸骨左缘第 2 肋间;③主动脉瓣听诊区,位于胸骨右缘第 2 肋间;④主动脉瓣第二听诊区,在胸骨左缘第 3 肋间;⑤三尖瓣听诊区,在胸骨左缘第 4~5 肋间。正常人心律基本规则,如出现心脏杂音或明显节律改变,应嘱产妇至医疗机构就诊。心脏听诊顺序:从二尖瓣听诊区开始,逆时针方向依次听诊,先二尖瓣听诊区再肺动脉瓣听诊区,然后为主动脉瓣听诊区、主动脉瓣第二听诊区,最后是三尖瓣听诊区。

2. 产科情况检查

(1)乳房检查:观察乳头有无凹陷、皲裂,乳房有无红肿、硬结等异常隆起。检查方法:①触诊乳房时,产妇通常坐位或仰卧位,仰卧位时可以让产妇将手臂置于枕骨后,有助于乳房对称地分布于胸前。②检查者应将示指、中指和无名指并拢,用指腹进行触诊(动作提示:可作小圈状按摩)。③左侧按顺时针方向,右侧按逆时针方向,由浅入深进行触诊,包括乳房四个象限、乳头、乳晕和副乳的检查,每侧乳头要以轻柔的力量挤压。注意乳房各部位有无肿块、乳腺管是否通畅、乳汁的分泌量等。④操作过程力度适当,无遗漏。如出现乳头凹陷、皲裂、乳房红肿、硬结等,予以指导或嘱产妇就诊。

(2)子宫复旧情况检查:初访时应检查子宫底高度以及子宫有无压痛。检查前排空膀胱,产妇平躺,双腿屈曲,暴露腹部,检查者位于产妇右侧。检查者可用左手微握拳轻柔按摩子宫底,促进子宫收缩,随后用左手(尺侧或示指、中指、无名指等并拢)下压轻触子宫底了解子宫下降情况、有无压痛。正常子宫

产后访视——
乳房检查操作
演示(视频)

复旧情况:①胎盘娩出后,子宫圆而硬,子宫底降至脐下一横指;②产后第1日子宫底可略上升至平脐,以后每日下降1~2cm;③至产后1周一般在耻骨联合上方可以触及子宫底;④于产后10日子宫降至骨盆腔内,腹部检查触不到子宫底;⑤宫缩痛多在产后1~2天出现,一般持续2~3天会自然消失。对于所有产妇均应指导预防子宫复旧不全的方法,如鼓励产后适当活动、早哺乳、做产后保健操等。如果查体中发现产妇子宫未能如期复旧、恶露有臭味、子宫有压痛,要注意有子宫复旧不全的情况发生,应该给予积极的处理。如指导产妇取半卧位休息以利于恶露引流,适当选用子宫收缩剂如益母草等,疑有感染者嘱其及时就医。

(3)恶露情况检查:恶露是产后随子宫蜕膜脱落,经阴道排出,含有血液、坏死蜕膜等的组织。恶露有血腥味,但无臭味,持续4~6周,总量为250~500ml。恶露因其颜色、内容物及时间不同,可分为三种。①血性恶露:恶露中含大量血液,色鲜红,量多,有时有小血块,产后一般持续3~4日;②浆液恶

产后访视——
子宫复旧情况
检查操作演示
(视频)

露:恶露中血液含量逐渐减少,含多量浆液,色淡红,一般持续10日左右;③白色恶露:恶露中含大量白细胞,基本没有血液,色泽较白,质地黏稠,一般持续3周干净。访视中需要观察恶露的颜色、量以及有无异味等。产妇恶露出现以下情况时,考虑异常恶露,建议前往医院就诊:①恶露超过42天仍未干净;②恶露量增多,血性恶露持续时间超1周;③恶露有臭味。

(4)腹部、会阴伤口愈合情况检查:产妇取仰卧位,双腿屈曲,暴露腹部、会阴部,访视人员查看腹部、会阴伤口有无红肿、渗血、脓性分泌物,甚至血肿、裂开等情况的发生。戴一次性消毒手套(会阴部伤口可使用医用棉签)轻柔按压伤口两侧,检查有无压痛、渗出等愈合不良等情况。正常情况下,分娩后的外阴轻度水肿,于产后2~3日内自行消退。会阴切口在3~5日内愈合。剖宫产腹部切口7天左右愈合,局部有红肿,可以用75%酒精消毒。如果会阴伤口有红肿或水肿、硬结、压痛等,可以给予适当处理,如指导产妇在家中用50%硫酸镁溶液局部湿热敷,产后24小时后用红外线照射外阴。如不能处理及时动员产妇到医院就诊。

ER-1-8-5

产后访视——
会阴检查操作
演示(视频)

(5)双下肢检查:产褥早期血液仍处于高凝状态,应高度警惕深静脉血栓的发生,一旦发生,必须尽快进行干预,降低相关肺栓塞发生率。访视中,要询问并观察产妇有无不对称的下肢肿胀(必要时可以使用软皮尺测量下肢周径)、疼痛、皮肤色泽改变等,触诊双下肢皮温和双侧足背动脉搏动等情况。发现产妇出现非对称性下肢的肿胀、疼痛、表面皮肤温度升高,足背动脉搏动减弱甚至消失,要指导产妇及时就医。

3. 特殊检查

(1)观察贫血:部分产妇孕期贫血没有完全纠正,或发生产时、产后出血,导致产后贫血的情况比较常见。因此产后要加强干预,多食用动物肝脏、瘦肉等铁元素含量高的食物,遵医嘱服用补铁药物。由于居家缺乏测量方法,产妇是否有贫血,需要细致地观察:①注意观察产妇有无面色、口唇、甲床苍白;②注意产妇有无头晕眼花、耳鸣、浑身无力、稍微活动就大汗淋漓等不适;③注意产妇有无心悸、乏力、喘不上气等不适。如果产妇有以上这些情况,可能存在贫血,建议其前往医院就诊。

(2)观察产后出血量:分娩24小时后,居家休养期间仍有可能发生子宫大量出血,即晚期产后出血,以产后1~2周多见,也有产后2个月发病者。晚期产后出血可以是持续的,也可以是间断出血。出血量可以参考产妇平时月经量或使用卫生巾数量做粗略估计:①少量阴道出血,鲜红色,一般少于平时月经量,可粗略参考24小时少于5个卫生巾;②中等量阴道出血,鲜红色,一般与平时月经量差不多,可粗略参考24小时5~6个卫生巾;③大量阴道出血,明显大于平时月经量,可粗略参考24小时多于6个卫生巾,同时有凝血块排出,甚至突发大量出血导致产妇晕倒。出现以下情况,考虑产后出血相关问题,建议产妇前往医院就诊:①产后初期,血性恶露与产后出血不易区分,可以根据时间区分,当产后1周仍有阴道出血,建议医院就诊;②如果阴道有排出肉样组织物,建议就诊时携带并出示给医生鉴别;③当发生阴道大量出血时,建议就诊时携带产妇使用的血染的产褥垫或卫生巾,出示给医生以利于初步判断失血量。

(3)血糖监测:孕期诊断为妊娠糖尿病,出院时仍需要胰岛素治疗的产妇或孕前患有糖尿病的产妇,在家需要监测血糖。建议监测空腹及三餐后2小时血糖:①空腹血糖测量要求空腹时间达到8小时,在早上6:00~8:00之间监测,保证睡眠正常,晨练之前,使用降糖药物之前,如果产后空腹血糖反复≥7.0mmol/L,应视为孕前糖尿病,建议转内分泌专科治疗。②餐后2小时血糖测量,是从吃的第一口饭算起,而不是吃完饭后;2小时之间不要吃零食,也不要特意剧烈运动。餐后 2 小时血糖一般控制在 10.0mmol/L 之内较好,但具体目标值需要根据个体情况由医生综合判断。在控制高血糖的同时,也要预防低血糖的发生,预防方法包括:①规律饮食、注意加餐;②平衡休息和运动;③随身携带糖块等,发生低血糖时紧急服用。

(四)常规指导

1. 母乳喂养指导

(1)母乳的成分

1)初乳、过渡乳与成熟乳

①初乳:是产后最初 7 天内所分泌的乳汁,初乳色淡黄、质稠,与成熟乳比较,初乳含有更多蛋白质、矿物质及免疫抗体,脂肪及糖类较少,易消化,是新生儿早期理想的天然食物。初乳可以预防婴儿发生感染和过敏、抵抗感染、促进胎粪排出、预防黄疸、帮助肠道成熟,因此让婴儿吃到初乳非常重要。②过渡乳:是产后 7~14 天所分泌的乳汁,含蛋白质量逐渐减少,脂肪和乳糖含量逐渐增加。③成熟乳:是产后 14 天以后所分泌的乳汁,蛋白质含量占 2%~3%,脂肪占 4%,糖类占 8%~9%,还含有无机盐和维生素等;成熟乳分泌量大,此时乳房充盈、变硬和变重,就是所谓"下奶"。

2)前奶与后奶

①前奶:是一次哺乳过程中先产生的乳汁,提供了丰富的蛋白质、乳糖和其他营养素。婴儿摄入大量前奶,得到了所需的全部水分。婴儿出生 6 个月内,即使在炎热的天气里,也不必喝水和其他饮料,如婴儿喝水解渴后摄入母乳量会减少。②后奶:是一次哺乳过程中后产生的乳汁。后奶含的脂肪较多,外观比前奶白。母乳的大部分能量由这些脂肪提供。因此,每次婴儿的喂奶时间不能太短。应该让婴儿持续吸吮,直至得到所需要的全部奶量。

(2)正确哺乳与含乳姿势

1)哺乳体位:哺乳时,通常采取坐位或卧位,母婴都感到舒服和放松。哺乳体位主要包括摇篮式、橄榄球式、交叉式、侧卧式和半躺式。摇篮式哺乳适合足月婴儿；橄榄球式哺乳适合双胎、婴儿含接有困难、母亲乳腺管阻塞者；交叉式哺乳适合早产儿、吸吮力弱的婴儿或乳房较丰满的母亲；侧卧式哺乳适合剖宫产术后、正常分娩后第一天的母婴；半躺式哺乳适合乳头扁平与凹陷的母婴。母亲可以选择任何喜欢的体位，不论何种体位，以下哺乳姿势的四个要点均适用（图1-8-3）：①婴儿的头和身体呈一条直线；②婴儿的脸贴近乳房，鼻尖对着乳头；③婴儿身体贴近母亲；④婴儿头、颈和躯干均得到支撑，新生儿还要托住臀部。

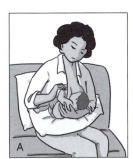 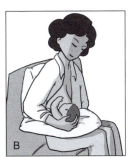 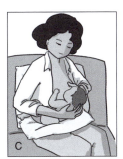

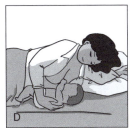 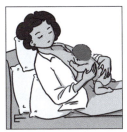

图1-8-3 正确哺乳姿势图

A. 摇篮式；B. 橄榄球式；C. 交叉式；D. 侧卧式；E. 半躺式。

2）托起乳房的方法：示指支撑着乳房基底部，大拇指放在乳房上方，两个手指可以轻压乳房改善乳房形态，使婴儿容易含接，托乳房的手不要太靠近乳头处。如果母亲的乳房大而且下垂,喂奶时用手托住乳房可以帮助乳汁流出。如果乳房小而高,喂奶时不需要总托住乳房。

3)正确含乳姿势要点(图1-8-4):①嘴张得很大;②下唇向外翻;③舌头呈勺状环绕乳晕;④面颊鼓起呈圆形;⑤婴儿口腔上方有更多的乳晕;⑥慢而深地吸吮;⑦能看或听到吞咽。

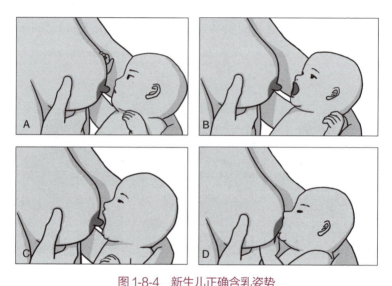

图1-8-4 新生儿正确含乳姿势

A. 用手托住乳房,避开乳晕部位;B. 用乳头触碰宝宝嘴唇,使其张大嘴巴;C. 拉近宝宝;D. 让宝宝含住乳头及乳晕。

4)含乳姿势不正确的后果:①乳房胀痛;②婴儿吃奶时间长、总是哭闹;③婴儿体重不增;④婴儿吃不到足够奶,可能会拒绝吃奶;⑤乳房可能会产奶少,导致母乳喂养失败。

(3)母乳喂养常见问题

1)如何保证充足的乳汁:①实行母婴同室、早吸吮、早开奶、皮肤早接触;②频繁吸吮,头几天要频繁有效地吸吮20次左右,乳汁分泌不足时,更应频繁哺乳;③按需哺乳,哺乳不要限定时间,吸吮的时间长短不限;④夜间也坚持喂奶;⑤喂奶时要注意先吸空一侧乳房再吸吮另一侧;⑥母亲信心充足,相信自己有足够乳汁;⑦吃营养丰富的饮食,多喝水,充分地休息。

2) 婴儿饥饿的表现:①小嘴来回觅食;②睡觉时眼球快速转动或小嘴有吸吮动作;③哭闹常是婴儿饥饿的表现;④婴儿睡觉超过 3 小时一定要叫醒喂哺。

3) 如何知道孩子是否有效吸吮:①婴儿口呈鱼唇状;②吸吮时面颊不凹陷;③有节奏地、深而慢地吸吮;④可以看到或听到婴儿吞咽;⑤母亲有下奶的感觉。

4) 如何判定婴儿吃到足够的母乳:①哺乳时听到吞咽声,婴儿吸吮时母亲有下奶的感觉;②哺乳后婴儿很满足、很安静,不哭闹;③哺乳前母亲有乳房充满感,哺乳后乳房软;④婴儿体重增加,每周增加 150g 左右,2~3 个月内婴儿每周增加 200g 左右;⑤婴儿 24 小时换 6 块以上尿布,每日有多次软便或 1 次多量的软便。

5) 婴儿没有吃到足够母乳的可能征象:①婴儿在喂奶后不满足;②婴儿经常哭闹;③频繁哺乳;④哺乳持续时间过长;⑤婴儿拒吃母乳;⑥婴儿大便干硬或发绿;⑦婴儿不经常排便且排便量少;⑧母亲挤奶时挤不出母乳。

(4) 挤奶

1) 挤奶适应证:①缓解乳房胀;②去除乳管堵塞或乳汁淤积;③母婴分离,在母亲工作或外出时,母亲或新生儿生病时,保持泌乳;④早产儿、低出生体重儿,没有吸吮能力。

ER-1-8-6

产后访视——
挤奶操作演示
(视频)

2) 挤奶时间:①生后 6 小时之内开始挤奶;②每 3 小时挤 1 次,夜间也要挤奶。

3) 挤奶方法:挤奶前彻底洗净双手,产妇采取站或坐的姿势

(以产妇舒适为准),步骤如下。①乳房按摩:用双手拇指从乳房外缘向乳头方向用打圈的方式按摩乳房,拇指按顺时针方向轻按乳晕,用拇指和示指转动乳头。②挤奶:备好消毒奶杯,产妇手呈"C"字形捏住乳晕后距乳头中心 2~4cm 的地方,朝胸壁轻轻按压,用拇指和手指有节奏地挤压乳房,直至乳汁流出;当乳汁流速减慢时,将手指和拇指放到另一个位置上,慢慢地轻揉乳晕四周,直至没有乳汁流出为止;在另一侧乳房重复上述步骤,直至两侧乳房都有排空的感觉;盖上容器的盖子,用挤出的母乳喂婴儿前,将乳汁储存在阴凉处或冰箱内。

(5) 母乳的保存:最好放入冰箱的冷藏室内保存,24 小时之内的母乳喂自己的孩子不需要进行消毒,只需在喂奶前用 38~39℃ 温水将母乳温热即可。如果母乳保存的时间超过 24 小时,需要进行巴氏消毒。巴氏消毒方法:将乳汁放入 62~65℃ 恒温箱中 30 分钟。此法既能有效杀灭母乳中的细菌,又没有破坏母乳的营养成分。

2. 产后运动指导

(1)产后运动的目的:①肌张力恢复需要 2~3 个月,运动可以促进肌张力恢复,促使子宫复旧;②促进盆底肌肉收缩和复旧,增加尿道肌肉的张力,使盆底支持系统恢复维持盆腔器官正常位置的功能,避免子宫脱垂或子宫后倾引起腰酸背痛或膀胱膨出;③促进血液循环,预防静脉血栓和肺栓塞等;④促进肠蠕动,增进食欲及预防便秘。

(2)产后运动的原则及注意事项:从简单、轻便开始,循序渐进,避免过于劳累;肌张力恢复需要一段时间,运动应持之以恒。运动时有出血和不适,应立即停止;运动前要做热身运动,室内空气流通,穿宽松衣服,排空膀胱,在硬质床上运动。

3. 产后心理指导　产后访视时应关注产妇心理状态,对产妇进行心理健康宣教,对未行产后心理筛查的产妇进行筛查指导;筛查异常产妇建议其及时到分娩助产机构进行心理咨询,并协助追踪转会诊结局,录入北京市妇幼保健网络信息系统。产后访视时,注意加强对情绪低落产妇的关注。

4. 产后避孕指导 详见第一篇"第十一章 避孕咨询指导"。

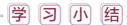

　　按照《国家基本公共卫生服务规范(第三版)》要求开展产后访视,初访在产妇出院后 7 天内完成。具有高危因素及访视中发现母婴有异常情况者,应酌情增加访视次数。产妇访视要按照顺序开展一般情况检查、产科情况检查和特殊情况检查,发现异常及时寻找原因并给予处理意见和就医指导。母乳喂养、产后运动、避孕指导是产后访视常规指导内容。

(邵文杰　曹霞　于莹)

# 第九章
# 产褥期保健指导

## 学习重点

1. 掌握产褥期常见症状,包括产后疼痛、发热、排尿障碍、痔疮等的表现和处理。

2. 掌握产褥期乳房异常发生的原因、预防措施和处理方法。

3. 掌握产褥期晚期产后出血特点、早期心力衰竭和产褥中暑的表现、预防措施及处理方法。

4. 熟悉产褥感染、产后静脉血栓栓塞症的原因、表现及预防措施。

## 一、疼痛

### (一) 产后宫缩痛

在产褥期早期,因子宫收缩引起的下腹部阵发性剧烈疼痛,称为产后宫缩痛,为产后的正常生理现象,多数产妇可能持续2~3日,经产妇、肥胖产妇及分娩过巨大儿和双胎的产妇症状明显。可因哺乳时反射性缩宫素分泌增多而疼痛加重,按压下腹部可触及还没有完全恢复的圆而硬的子宫,一般不需要特殊处理。给予产妇足够的安慰和鼓励,如果疼痛严重可局部按摩、热敷,必要时可遵医嘱服用镇痛药物缓解疼痛。

### (二) 伤口疼痛

剖宫产切口或阴道分娩会阴处伤口 / 切口可持续疼痛,影响产妇活动,在分娩后 1~2 天内最为严重,多为正常现象,不需特殊用药,注意保持伤口清洁、干燥。剖宫产切口需遵医嘱换药或复查,如伤口渗出较多、敷料湿透,或出血、伤口裂开,需及时医院就诊。会阴处伤口 / 切口可于每次排便后使用流动温水冲洗,保持干燥,休息时以向健侧卧位为主,避免恶露长期污染伤口 / 切口。如伤口 / 切口局部出现红肿并伴有触痛、渗出较多时,需及时至医院就诊。如果疼痛严重影响产妇心情、休息,可寻求医护人员帮助。

### (三) 腰背痛

孕期子宫增大导致躯体重心后移,牵拉压迫脊柱及腰背部肌肉,孕期激素变化引起骨盆韧带和椎骨关节松弛,以及分娩体位影响及产后哺乳姿势单一,均可引发腰背部疼痛,部分产妇甚至出现全身肌肉关节酸痛。此类症状多在产后 2~3 个月自行缓解,建议产妇心情放松、注意休息,可适当采用按摩或理疗等辅助措施。

## 二、便秘

便秘是困扰孕产妇的较常见问题,发生率为 11%~38%,由于孕期孕激素分泌增多等原因导致肠道蠕动减弱,结肠水分吸收增加,部分人因孕期口服铁剂、钙剂引起不同程度便秘;另外,孕期及产褥期蔬菜等膳食纤维摄入不足、运动量减少都不利于肠道蠕动;分娩后会阴部位疼痛、痔疮复发肛门疼痛可导致孕妇对排便产生恐惧;以上因素共同作用,引起孕妇孕期或产后便秘,需鼓励产妇调整生活方式。

### (一) 建立良好的排便习惯

每日固定时间排便,一般结肠活动在晨起或餐后最为活跃,可鼓励孕产妇在晨起或餐后 2 小时内尝试排便,排便时注意力集中,不要玩手机、看书,避免过久蹲坐。

## （二）增加膳食纤维及水的摄入

多吃蔬菜、多饮水，每餐保证足够的蔬菜摄入，每日蔬菜摄入量 500g 左右；部分水果有助排便，如火龙果、百香果、香蕉等，可适当增加摄入量，但需注意血糖管理。

## （三）适当运动

卧床对产后恢复无益，可增加血栓性疾病的风险，适当的运动有利于体重控制，减少便秘、痔疮的发生。

## （四）治疗痔疮等基础疾病

产后可应用痔疮栓、痔疮膏等药物，如持续出血、疼痛严重、应用药物后不缓解，需要及时到肛肠科就诊。

## （五）安全用药

孕期及产后均可以服用乳果糖，乳果糖是一种渗透性缓泻剂，不吸收入血，不影响血糖，可从每次 1 袋、每日 2 次开始服用，注意避免发生腹泻。

## 三、发热

产后体温大多在正常范围内，不超过 38℃ 亦属于正常现象，与产后代谢功能旺盛有关，多于产后 3 日内恢复正常。产后 3~4 日内也可能出现泌乳热，一般持续 4~16 小时后体温下降，但如果体温超过 38℃，需要及时至医院就诊排查原因，可能存在感染因素，包括上呼吸道感染、伤口感染、急性乳腺炎等，如发生脓毒血症，严重者可危及生命。

## 四、褥汗

产后 1 周内皮肤排泄功能旺盛，排出大量汗液，以夜间睡眠和初醒时更明显，这种现象不属于病态，要注意保持室内舒适的温度，并及时补充水分，及时更换衣物、床单，可用毛巾擦干汗液保持皮肤清洁，避免出汗后受凉感冒。

## 五、尿潴留

阴道分娩后 4 小时内应鼓励产妇排尿,每 2~4 小时排尿 1 次,如果产后 6~8 小时无法自主排尿则可导致尿潴留,剖宫产术后拔出导尿管后亦可能发生。尿潴留的发生可能与产妇的生理和心理因素有关:①分娩后产妇害怕排尿引起的疼痛与不适;②分娩过程中胎儿头部下降压迫膀胱及尿道,或者阴道助产膀胱神经功能障碍;③分娩后盆腔压力骤然降低,膀胱张力下降等。

预防尿潴留需先解除产妇心理顾虑,鼓励其起床排尿,并且可以尝试采取以下措施:①熏洗外阴,让水蒸气充分熏到会阴部,注意不要接触热水,避免烫伤;②温开水冲洗尿道外口周围诱导排尿,热敷下腹部;③排尿前轻柔按摩耻骨联合上方膀胱位置,刺激膀胱肌收缩;④听流水声音,通过条件反射促使产妇自主排尿;⑤避免久卧,长期卧床不利于排尿排便。需要注意每次尽量保证尿液完全排出。如经过积极尝试仍无法自主排尿,应求助医护人员。

## 六、乳房异常

### (一) 乳头皲裂

乳头皲裂是指乳头表皮受唾液的浸润变软、剥脱、糜烂,形成大小不等的裂口。主要原因:①通常是由于婴儿含乳姿势不良造成;②哺乳结束后拔出乳头方式不当,婴儿口腔负压造成乳头损伤;③婴儿舌系带短等。

保证婴儿含乳姿势正确(图 1-9-1)是预防乳头皲裂疼痛的关键:①选择正确、恰当的哺乳体位;②掌握正确的含乳姿势;③在哺乳前刺激出喷乳反射;④要注意局部卫生,防止感染;⑤采用护理乳头的方法以减轻疼痛,如使用乳头保护罩,哺乳后涂抹少许乳汁或羊毛脂类乳膏促进乳头修复;⑥严重时暂停哺乳,用吸乳器吸乳或手挤奶,待伤口恢复后继续哺乳。

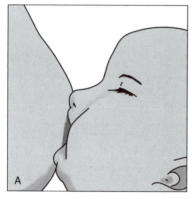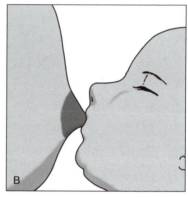

**图 1-9-1 婴儿含乳姿势图示**
A. 正确含乳姿势:婴儿很好地含接乳晕;
B. 错误含乳姿势:婴儿仅含住乳头。

(二)乳房肿胀

1. 主要原因

(1)大量的血液和淋巴液涌入乳房以促进泌乳。

(2)乳汁不断蓄积,从乳汁不足到乳汁充盈甚至过多,乳房排空不充分。

(3)开奶较晚,没有按需哺喂。

(4)含乳困难、压迫等造成乳汁排出不畅,可能会加重乳房肿胀。

2. 预防措施

(1)产妇分娩后尽快开始"早接触、早开奶、早吸吮"。

(2)调整哺乳姿势及含乳姿势。

(3)按需哺乳,通过频繁有效吸吮,及时排空乳汁。

(4)喂奶时产妇可交替使用不同体位,以利乳腺管畅通。

(5)产妇衣服要宽松、内衣罩杯要与自己乳房大小相匹配等。

3. 处理方法

(1) 排空乳房:帮助母亲和婴儿采取正确的姿势,让婴儿频繁吸吮乳房;如婴儿不能吸吮或不愿吸吮乳房,可行乳房热敷、按摩,再让婴儿吸吮;若乳房肿胀严重(乳晕部分也非常肿胀)可先将乳晕下方揉软,挤出部分乳汁,这利于婴儿含接乳房。

(2) 哺乳后冷敷:使用绿色的卷心菜叶(或土豆切薄片),敷在乳房上,约 20min/ 次,2 次 /d,每次持续使用到卷心菜叶枯萎 / 土豆片变色;当乳房肿胀开始消退,产妇乳房肿胀感减轻,即可停止。

(3) 副乳腺胀痛:一般不需要特殊处理,胀痛明显者,可局部冷敷,注意避免刺激,不按摩。

(三) 乳腺炎

乳腺炎临床表现:乳房胀痛,伴寒战、高热、头痛、全身乏力;局部皮肤温度增高,局部皮肤红肿热痛明显,压痛,乳房某一部位扪及痛性肿块;脉搏增快、同侧腋下淋巴结肿大。严重者,乳房局部组织坏死、液化,形成脓肿。

1. 预防措施

(1) 每次哺乳要改变抱婴儿的姿势,让其充分吸空各叶乳管。

(2) 若乳汁淤积,用吸乳器或按摩帮助乳汁排出。

(3) 哺乳方法正确,婴儿将大部分乳晕含在口中。

(4) 按需哺乳。

(5) 养成良好的哺乳习惯,婴儿不含乳头睡觉。

(6) 预防和及时处理婴儿口腔炎症。

2. 处理方法

(1) 产妇保证充分休息,清淡饮食,多补充水分。

(2) 不中断哺乳,促使乳汁通畅,防止乳汁淤积。

(3) 乳汁淤积及乳腺管闭塞,可以进行乳腺按摩,但是当局部炎症水肿明显,已形成脓肿,避免局部直接按摩。

(4)物理治疗:局部红肿明显时,可局部冷敷。

(5)药物治疗:抗生素治疗和中药治疗。

(6)形成脓肿,提倡微创治疗,可视情况暂停患侧哺乳,必要时该侧乳房回乳处理;健侧乳房保持哺乳。

## 七、产褥期危急重症识别及预防

(一)妊娠合并心脏病

1. 心功能分级 纽约心脏病协会(NYHA)依据患者生活能力,将心脏病心功能分为 4 级。

(1)Ⅰ级:一般体力活动不受限制。

(2)Ⅱ级:一般体力活动稍受限制,休息时无自觉症状。

(3)Ⅲ级:一般体力活动明显受限制,休息时无不适,轻微日常工作即有症状,如心悸、呼吸困难,或过去曾有心力衰竭史。

(4)Ⅳ级:不能进行任何体力劳动,休息状态下即出现心力衰竭症状,体力活动后加重。

2. 早期心力衰竭的表现

(1)轻微活动后即出现胸闷、心悸、气短。

(2)休息时心率>110 次 /min,呼吸>20 次 /min。

(3)夜间常因胸闷不适需坐起呼吸,走到窗口呼吸新鲜空气。

3. 预防措施

(1)监督产妇休息:严格限制产妇的体力活动,鼓励其适当活动,每日至少保证 10 小时的睡眠时间,最好有 1~2 小时的午休。

(2)充分健康宣教及心理支持:使产妇保持精神愉悦,避免引起情绪波动的刺激,减轻产妇的焦虑和恐惧心理,增加安全感。

(3)预防感染:指导产妇有效咳嗽,注意保暖,预防呼吸道感染;保持腹部切口敷料清洁干燥;注意外阴部清洁,及时更换会阴垫;密切观察患者的体温变化。

(4)增加营养:饮食应富含多种维生素、低脂肪、优质蛋白,除饮食外还需遵医嘱服用铁剂,纠正产后贫血。

(5)按时服药:曾患心力衰竭的产妇,提醒其遵医嘱继续服药治疗。

(6)选择合适的喂养方式:心功能Ⅰ~Ⅱ级的产妇可以哺乳,鼓励并指导母乳喂养,避免产妇劳累;心功能Ⅲ级及以上者不宜哺乳,应及时给予回乳,注意乳房护理,指导人工喂养。

(7)尽早发现早期心力衰竭:严密观察患者的心率、呼吸,有无胸闷和呼吸困难等症状,准确记录 24 小时出入量。若患者出现早期心力衰竭的症状和体征,应立即拨打 120 或 999 前往分娩机构就诊。

### (二)晚期产后出血

晚期产后出血是指分娩 24 小时后,在产褥期(分娩后 6 周内)内发生的子宫大量出血(表 1-9-1)。以产后 1~2 周发病最为常见,出血量多少于月经量,亦可发生大量出血,可伴发热、寒战,严重者可导致贫血或失血性休克。要根据产后出血的时间、出血量、速度、伴随症状等与血性恶露相鉴别。

表 1-9-1　晚期产后出血的常见原因及特点

| 原因 | 特点 |
| --- | --- |
| 胎盘、胎膜残留 | 为阴道分娩后晚期产后出血最常见原因,多发生于产后 10 日左右,表现为血性恶露持续时间延长、反复出血或突然大量阴道出血 |
| 子宫胎盘附着面复旧不全 | 多发生在产后 2 周左右,胎盘附着部位复旧不良引起血栓脱落,血窦重新开放,突然阴道大量出血 |
| 剖宫产术后子宫切口愈合不良 | 子宫伤口缝线溶解脱落后血窦重新开放,多发于术后 2~3 周 |
| 感染 | 以子宫内膜炎多见 |
| 其他 | 蜕膜残留、产后子宫滋养细胞肿瘤、子宫黏膜下肌瘤、宫颈癌等 |

需注意观察产妇血压、脉搏等生命体征,记录阴道出血量。发生晚期产后出血应及时到医院就诊,进行必要的检查和治疗,包括血常规、盆腔超声等。对考虑有宫腔感染的产妇,需遵医嘱应用抗生素治疗。

### (三) 产褥中暑

在产褥期,由于室内为高温、高湿、通风不良的环境,产妇体内余热不能及时散发,引起以中枢性体温调节功能障碍为特征的急性热病,称为产褥中暑。

1. **特点** 本病发病急骤,病情发展迅速。若处理不当,常导致产妇遗留中枢神经系统障碍的后遗症,甚至死亡。

2. **常见原因** 关门闭窗或产妇穿着过多,身体处于高温、高湿状态,导致体温调节中枢功能障碍。

3. **临床表现**

(1)中暑先兆:症状短暂,表现为口渴多汗、心悸、恶心、胸闷、四肢无力;体温正常或低热。

(2)轻度中暑:体温逐渐升高 ≥ 38.5℃,随即出现面色潮红、胸闷、脉搏增快、呼吸急促、口渴、全身出现痱子等。

(3)重度中暑:体温继续升高达 41~42℃,呈稽留热型,可出现面色苍白、呼吸急促、谵妄、抽搐、昏迷。若处理不及时,可在数小时内因呼吸、循环衰竭而死亡。幸存者常遗留中枢神经系统不可逆的后遗症。

4. **处理** 及时、准确识别产褥中暑是采取处理措施的前提,迅速降低体温是抢救成功的关键。

(1)中暑先兆的产妇:要立即将产妇移至通风处,解开或脱去过多的衣物,开窗通风,打开空调或者电风扇协助降温、加快室内空气流动,注意不要直吹产妇,室内温度应降至 25℃左右;产妇平躺,抬高下肢;降温的同时给产妇饮水,可以选择淡盐水、淡糖水等补充水分及电解质。

(2)轻度中暑的产妇：除上述处理外,可进行物理降温,用温水擦拭产妇额头、颈部、腋下及腹股沟、四肢等,也可放置冰袋,注意不能直接用酒精擦拭。

(3)重度中暑的产妇：需及时就医,严密监测,降温过程中必须时刻注意产妇体温的变化,每30分钟测量1次体温,当体温<38℃时停止降温;同时监测血压和脉搏,并注意意识恢复情况。

(4)基层医疗卫生机构妇女保健人员在发现产妇发生产褥中暑后,实施初步通风、降温、补液等处理措施的同时,联系其家人说明情况,或拨打急救电话尽快送医,并妥善安置婴儿。

(四)产褥感染

产褥感染是指分娩时及产褥期生殖道受病原体侵袭,引起局部和全身的感染。产褥感染是常见的产褥期并发症,具有起病急、发病快、死亡率高的特点,如不及时治疗或护理不当,可导致感染性休克,对产妇的生命健康构成严重威胁,是常见的产妇死亡原因之一。因为感染部位、程度不同,临床表现也有差异。

1. 临床表现

(1)发热、疼痛、异常恶露：产妇可出现局部疼痛、下坠、灼热感,伤口处可出现红肿发硬、压痛明显、局部皮温增高、开裂、脓性分泌物流出。阴道裂伤感染也可表现为溃疡、脓性分泌物增多及黏膜充血等。子宫感染可出现子宫压痛明显。

(2)严重者出现寒战、高热,甚至发生感染性休克。

2. 处理

(1)了解正常恶露的表现,如果恶露的量、色、味、时间等出现异常应及时就医。

(2)根据产妇的个人情况,评估有无产褥感染的高危因素,对合并高危因素者加强护理。

1)了解产妇的孕期情况：是否有贫血、营养不良、糖尿病、肾病或其他慢性病病史,是否有生殖道感染、尿路感染的病史。

2）了解产妇分娩情况，是否有胎膜早破、产程延长、手术助产、软产道损伤、产前出血、产后出血史。

3）了解产妇的个人卫生习惯。

（3）发现异常及时就医。

1）监测生命体征，是否有体温、心率、意识状态改变。

2）伤口愈合情况，有无渗血、红肿、皮温升高、疼痛硬结。

3）产后子宫收缩情况，触摸子宫底高度、硬度，有无压痛及其疼痛程度。

4）阴道出血情况，正确估计出血量并观察恶露量、颜色、性状、气味等。

### （五）静脉血栓栓塞

1. 产后静脉血栓栓塞（venous thromboembolism，VTE）的主要病因

（1）孕晚期血液呈高凝状态。

（2）妊娠期子宫增大，压迫下腔静脉、髂静脉，影响下肢静脉回流，血液减缓，形成血栓。

（3）孕期保胎等因素导致运动量减少、孕激素使用等也是VTE 的危险因素。

（4）剖宫产术后产妇未能及早下床活动，导致下肢静脉回流速度过缓。

（5）产妇"坐月子"的风俗导致产后运动减少。

（6）营养过剩，为增加泌乳，产妇常常会进食一些较为油腻的汤类，血脂异常导致血液黏稠度增高，诱发 VTE 发生。

（7）产妇高龄、肥胖和吸烟史，以及子痫前期、贫血、产前/产后出血、产后感染等，均可增加 VTE 的患病风险。

2. VTE 的临床表现 VTE 多在产后 1~2 周发病。根据血栓的部位，可分为浅静脉血栓和深静脉血栓。VTE 最常见于下肢，尤其是小腿处，左侧常见。约半数的 VTE 患者无任何症状。常

见的临床表现如下：

（1）小腿上出现"青筋"：浅静脉血栓，患肢常可观察到蛛网状或蚯蚓状凸起的"青筋"。

（2）疼痛：部分患者出现小腿肌肉疼痛，多为钝痛，伴有肢体发凉；用手按压疼痛明显，站立或运动时加重。

（3）不对称肢体肿胀：血栓影响静脉血液回流，会导致局部肢体水肿，下肢周径可明显高于健侧。产妇无心脏或肾脏疾病，两侧小腿围相差在2cm及以上，出现不对称肢体水肿，可能预示VTE发生。

（4）肢体坏疽：患者广泛VET形成，可能会导致肢体静脉性坏疽。

（5）肺栓塞（pulmonary embolism，PE）：血栓从血管壁上脱落，随着血流游走，栓塞肺部动脉，导致PE，死亡率极高。患者出现不明原因的呼吸困难、胸痛、胸闷或咯血时，应警惕PE的发生。

3. 预防

（1）妊娠后期，应避免久站久坐，避免经常盘腿而坐，也不要经常长距离步行。

（2）避免在膝下垫硬枕、过度屈髋，避免使用过紧的腰带、袜子和紧身衣物，以免影响静脉回流。

（3）长期输液者，应尽量避免在同一静脉的同一部位反复穿刺，输注刺激性药物时，避免药液渗出血管外，尽量降低静脉管壁受损的风险。

（4）应摒弃传统的产后"坐月子"中的陋习，产后早期可在床上适当活动下肢，最简单的动作就是"踝泵运动"，包括踝关节屈伸运动和环转运动2组动作。

1）踝关节屈伸运动：产妇平躺或坐在床上，下肢伸展，大腿放松，脚尖缓缓内勾，尽力使脚尖朝向自己，至最大限度时保持5~10秒，然后脚尖绷直下压，至最大限度时保持5~10秒，然后放松。持续 3~5 分钟,每日练习 2~3 组。患者卧床、输液时皆可进行。

2) 踝关节环转运动:产妇平躺或坐在床上,下肢伸展,大腿放松,以踝关节为中心,脚趾作 360° 环绕,尽力保持动作幅度最大。每分钟 15~20 次,持续 3~5 分钟,每日练习 2~3 组。患者卧床、输液时皆可进行。如此反复练习,可起到调动小腿肌肉泵的作用,加速下肢静脉血流速度,利于下肢静脉的回流,预防深静脉血栓(DVT)形成。

(5) 经阴道分娩的产妇,可在产后 6~8 小时坐起来,12 小时后由家人陪伴去卫生间如厕,24 小时后可根据自己的情况在医院的长廊里或家中卧室随意走走,并做一些轻微的活动。

(6) 剖宫产术后,如病情允许,应鼓励患者麻醉清醒后尽早翻身、下床活动。

(7) 如产妇本人因病情等原因无法进行有效运动,家属应每日给产妇做被动运动、进行下肢按摩。每次重复按摩均应按照从下而上的原则,从小腿远端开始,以利于下肢静脉血液回流。

(8) 分娩后,根据病情,指导产妇多饮水,多注意摄取膳食纤维,维持高蛋白、低脂肪、易消化的汤类饮食,既可保持大便通畅,又可促进乳汁分泌,稀释血液,预防血液黏稠。

(9) 血栓高危者,可遵医嘱预防性应用抗凝血药,并可使用弹力袜、弹力绷带、足部脉冲装置或间歇气动压缩装置等机械性的预防措施,促进下肢血液静脉回流。长期卧床、肥胖、恶性肿瘤等患者建议使用长至膝或至大腿的弹力袜;每日脱下 1 次,同时观察腿部情况。

## 八、产褥期盆底保健

### (一) 盆底保健的意义

盆底由封闭骨盆下口的多层肌肉和其他一些软组织构成,其功能为维持子宫、膀胱、直肠在正常的解剖位置,以及参与控制排尿、排便,并维持阴道的紧缩度。妊娠和分娩会造成盆底肌不同程度的损伤,导致子宫、膀胱及直肠发生解剖位置变化和功能异常,出现咳嗽漏尿、便秘、会阴部坠胀、性交阴道排气或疼痛等症状,严重者甚至出现盆腔器官脱垂。不论是剖宫产还是自然分娩都可能导致盆底功能损伤,而产后盆底保健有助于盆底功能的快速恢复。

（二）盆底保健的原则

1. 减少盆底负荷　避免额外增加盆底压力（用力排便、提重物、长时间抱小孩等）。

2. 增加盆底预保护　在腹压增高的动作发生前采取保护措施（预收缩）。

3. 激活盆底协同肌　调动其他肌肉参与（挺直身姿），缓解盆底压力。

（三）盆底保健的方法选择

产后应尽早进行盆底功能锻炼,避免久站、久坐、久蹲、负重,养成良好排便和排尿习惯。根据个人身体健康状况和喜好选择不同的运动方式,如腹式呼吸、卧位体操、盆底肌肉训练等。产后4周内循序渐进地做呼吸训练、肌力训练,提高心肺功能和盆底功能,产后6周后可开始规律地进行有氧运动,逐渐增加运动量。

盆底肌训练注意事项:①盆底肌训练时要放松臀肌和大腿肌肉,因为这些宽大而有力的浅表肌肉收缩时会妨碍盆底肌的感知和运动;②训练的频率为每日1~2次,或每周至少4次,避免运动过度、肌肉痉挛;③在整个产后恢复训练结束后,将这些练习融入日常生活和运动中。

1. 产褥期　胎盘娩出后至产后的6~8周属于产褥期,亦是盆底恢复期。产褥期训练需要关注的是产妇身体恢复,而不是运动成绩。盲目投入运动可能对身体恢复产生负面影响,甚至造成永久性伤害。

(1)产褥早期:产后的前 10 天为产褥早期,主要保持卧床状态,可开展腹式呼吸训练,感受盆底的位置,通过呼吸激活盆底肌,促进血液循环(图 1-9-2)。①注意呼吸深长而缓慢;②采用鼻吸气、口呼气,先是深吸气(鼓起腹部、盆底放松)3~5 秒,屏息 1~3 秒,然后慢呼气(缩回肚子、收紧盆底)3~5 秒,屏息 5 秒;③一呼一吸掌握在 15 秒左右,每次 5~15 分钟,每日 1~2 次。

起居生活需注意减少盆底肌负担。

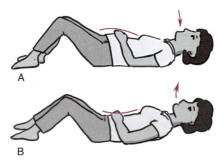

图 1-9-2　腹式呼吸

A. 吸气;B. 呼气。

1)起床:先翻身到侧卧位再起身,并且整个过程中头颈部要保持放松状态,这样腹肌才不会承受过多的压力。

2)咳嗽:咳嗽前先上身伸展或上身伸展并转向一侧,咳嗽同时盆底及下腹向内收。

3)弯腰和提重物:两脚分开与骨盆同宽,膝盖屈曲上身拉长,起身时借助双腿的力量抬起两脚间的重物,此过程呼气并向上收紧盆底。

4)如厕:挺直的坐姿是最好的排尿姿势。排便时臀部置于马桶上,配套 22cm 左右的脚踏可使环绕肠道的肌肉放松以利排便。便秘时,快速吸气,屏住呼吸,将腹部鼓起,腰部后移直至腹肌有所反应,可重复 4~10 次。

(2)产褥晚期:产后第 11 天至产后 6~8 周为产褥晚期,此时期产后盆底肌存在不同程度损伤导致的痉挛,患者表现为疼痛、便秘、尿频等,需要先放松痉挛的肌肉,然后再行力量加强练习。轻柔地刺激盆底肌、腹肌及背肌可以促进整个身体恢复和伤口愈合。训练内容主要包括盆底的感受和放松训练、力量和耐力训练、反应性训练、灵活性训练、腹肌训练和全身性训练(核心稳定训练)。训练前需要自行测试盆底功能和腹直肌分离情况,从而选择更合适的方法来进行盆底肌训练和核心稳定训练。

1)盆底肌自我测试

①压力测试:膀胱有充盈感后,站立位主动咳嗽,观察是否有漏尿,然后双腿分开,与髋同宽,原地跳跃或快速踮脚,观察是否有漏尿,若漏尿则为压力测试阳性。

②力量测试(表 1-9-2):仰卧位或站立位,双腿外展,将一只手的中指和示指插入阴道,另一只手放在臀部,保持臀部放松,用力收缩肛门和阴道,感受手指被阴道包裹的力度。若压力测试阳性,则在训练期间继续观察盆底肌情况是否在逐步改善,并在产后 6 周寻求盆底治疗师的帮助。盆底肌肌力 ≤ Ⅰ级时,只能进行盆底感知训练;肌力 ≥ Ⅱ级时,可以进行力量、反应性等训练。

表 1-9-2　盆底肌力量测试肌力分级

| 肌力分级 | 手指力度感受 |
| --- | --- |
| 0 级 | 手指感觉不到肌肉的收缩 |
| Ⅰ级 | 肌肉微弱收缩,手指感到微弱的被包裹感 |
| Ⅱ级 | 肌肉较弱收缩,手指感到较弱的被包裹感 |
| Ⅲ级 | 肌肉力量中等,手指感到中度的被包裹感,能察觉到会阴运动 |
| Ⅳ级 | 肌肉力量较强,能对抗阻力收缩,手指感到较强的被包裹感,能感受到会阴较为明显的运动 |
| Ⅴ级 | 肌肉力量非常强,能对抗阻力收缩,手指感到强烈的吸力 |

2)腹直肌分离自我测试:①仰卧位,双膝立起,双脚分开与髋同宽,头放在枕头上;②一只手的示指和中指并拢,沿腹壁前正中线从胸骨下端开始一直向下扪及耻骨,同时缓慢做抬头动作,这样就可以触到两侧腹直肌之间的间距了;③若测试发现腹直肌分离未超过2指,则可以居家进行训练(如腹式呼吸训练、盆底肌训练、姿势练习),注意不要做卷腹训练;④腹直肌分离大多会在产后6个月内自行消失,若产后6个月仍然存在腹直肌分离,并超过2指,则需寻求盆底治疗师的帮助。

3)盆底感知训练和放松训练:指学会放松盆底,轻柔刺激盆底,改善肌肉的血液供应,训练盆底肌、腹肌及膈肌的协同性收缩。方法:腹式呼吸配合盆底肌收缩,只需使出最大力量的20%~30%收缩,每日做30~40次。训练步骤:①仰卧位,头部舒适地放在枕头上,双腿垫着枕头,让整个身体舒展开来(无须对抗重力),充分放松。②腹式呼吸,同时保证身体其他部位处于放松状态,将注意力集中在阴道肌肉中,体会盆底随着横膈膜在吸气时向外、在呼气时向内的运动(呼气收缩同步);可以想象阴道里放置了一个大小适中的海绵,吸气时阴道肌肉放松,海绵吸满了温暖的水,越变越大,呼气时阴道肌肉收缩,海绵逐渐变小,伴随着呼吸和盆底收放想象着这个画面。

4)身体灵活性训练:身体灵活指全身各处关节能够全范围地活动,亦指那些与关节相连的肌肉处于柔软而有弹性的状态。产后身体灵活性训练可改善孕期生理变化导致的肢体活动受限。①骨盆舞蹈练习(图1-9-3):试着模仿肚皮舞舞者,双膝微屈,同时让上身和双腿保持向前而尽量不扭转,看起来像没有参与到练习中一样,只用骨盆左右旋转跳舞,通过骨盆舞蹈练习,可以改善盆底肌的血供。②胸椎灵活性训练(图1-9-4):以肘膝跪位为起始姿势(膝关节位于同侧髋关节正下方,脚背贴地,肘关节位于同侧肩关节正下方,前臂平放于地面),将臀移至脚后跟正上方,左手放在颈后,深吸气的同时左肘慢慢上扬指向天花板,同侧胸廓尽量舒展开来,呼气同时将身体转回,同侧肘关节贴近支撑侧肘关节;重复上述动作 5~10 次,然后换右侧练习;训练过程中注意保持呼吸流畅,转身幅度以腿不离地面为宜,保持脊柱延展状态。

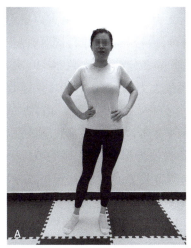 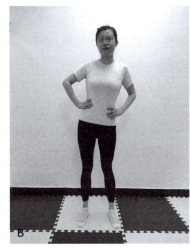

图 1-9-3　骨盆舞蹈练习
A.骨盆向左旋转;B.骨盆向右旋转。

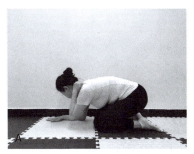 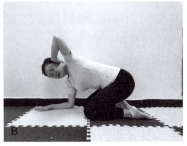

图 1-9-4　胸椎灵活性训练
A.吸气准备;B.肘部带动胸椎旋转,舒展胸廓。

5) 盆底肌力量和耐力训练：又称 Kegel 运动,Kegel 运动需专注于盆底,缩紧肛门、阴道,而身体其他部位尤其是腹肌需要保持放松。①耐力训练：使用最大力量的 50% 收缩盆底肌,坚持 3~10 秒,放松与收缩维持同等时间,重复 15~25 次,如此进行 3 轮,每轮间隔 1 分钟,总次数不少于 45 次(也可以用最大力量的 50% 收缩盆底肌,尽可能维持更长的时间,放松时间与收缩时间相等,每次总时长 10 分钟)。②力量训练：使用最大力量的 60%~80% 收缩盆底肌,坚持 3~10 秒,放松与收缩维持同等时间,重复 8~10 次,间断进行 3 轮,每轮间隔 2 分钟,总次数 24~30 次。

6) 盆底肌反应性训练：①使用最大力量的 60%~80% 快速收缩盆底肌,重复 3~5 次,然后休息 1 分钟,3 轮共重复 9~15 次,每次总时长 5 分钟,注意盆底肌训练时臀部、大腿及腹部肌肉放松。②腹式呼吸配合爆破音练习：肘膝跪位为起始姿势(膝关节位于同侧髋关节正下方,肘关节位于同侧肩关节正下方,前臂平放,颈后部保持舒展状态,整个脊柱保持天然的曲度,脚背贴于垫子) ——深吸气盆底肌放松——呼气的同时发出汉语拼音长音(初期为 f,后期为 h) ——深吸气盆底肌放松——呼气的同时爆发式地、有力地发出汉语拼音 t/k/p(或英文"hop"); 连续练习 5 次,短暂休息后重复上述练习,共 3 组。

7) 核心稳定训练：产后的腹肌训练不单独进行,将其融入全身性的训练中,腹肌将发挥它的桥梁作用。

①臀桥(图 1-9-5)：仰卧屈膝,双脚打开与髋同宽,双臂放松地放在体侧并向下伸展——呼气时会阴向内收缩,腹部收紧,吸气时会阴和腹部放松,重复几次——在会阴和腹部收紧

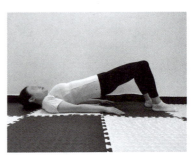

图 1-9-5 臀桥

状态下,将骨盆向上"卷起",并在这个位置上保持一段时间,其间自然呼吸,下次或下下次呼气时再回落——抬起最底部的两节腰椎,然后逐节向上抬起椎骨直至肩胛骨,保持 3~10 秒,然后再从肩胛骨开始向下一节一节地将椎骨落回地面。

②四足(图 1-9-6):双手支撑在肩膀正下方,肘部微屈,手指向前——膝盖位于髋部正下方,脊柱伸展,尾骨和头部在水平方向延展——用力呼气,缓慢地收紧下腹至脐部,然后吸气放松(在此过程中,脊柱和上腹部保持不动,约 10 秒完成 1 次练习,重复 10 次)。熟悉初步练习后将盆底肌训练加入进来,呼气时从收紧盆底开始,逐渐向上收紧下腹部直至脐部,整个过程保持盆底肌持续收紧状态,然后再放松,如此重复 10 次。掌握基础练习后开展进阶练习:将一侧膝盖及对侧手掌抬高保持几秒,将一侧膝盖和对侧手臂分别伸直保持几秒,四肢着地、双膝抬离地面保持几秒,整个过程中保持盆底及腹部收紧、脊柱延展。

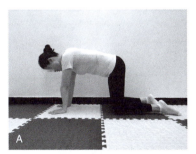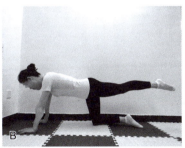

图 1-9-6　四足
A. 基础练习;B. 进阶练习。

③平板支撑(图 1-9-7):四肢着地、小臂支撑、脚趾踮起、膝部伸直、背部拉长、下腹和盆底收紧,进行 2~3 组呼吸后膝盖落回地面、下腹放松,重复 6~10 次。掌握基础练习后开展进阶练习:四肢着地,将重心转移到身体前、右、后、左,四肢着地,一只脚抬起,

伸直腿向上方拉伸,左右脚交替进行,必须注意保持腹部和盆底收紧并尽量保持骨盆不动。

8)产后姿势再教育:包括坐、立、起身、行走等的练习。①坐姿(图1-9-8):双脚与骨盆同宽,双膝和髋部成直角屈曲,使两侧坐骨受力均匀,让脊柱和头部向上拉长延伸,让椎骨像堆积木一样逐节拔高。②站

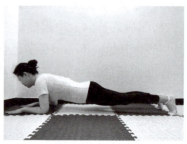

图 1-9-7 平板支撑

立(图1-9-9):双脚受力均匀,骨盆居中,腹部收缩,尾骨向前卷起来,肩膀放松,颈部伸直。③起身(图1-9-10):从座位的前1/3起身,一只脚后退,等身体前倾时臀部抬离座椅,保持这样的姿势片刻,最后再站起来同时上提盆底。④行走(图1-9-11):前脚脚跟先触地,接着整只脚落下,髋部伸展,整只脚掌快触地时,后脚脚掌稍微施压抬离地面;上身挺直,脊柱和颈部拉长,手臂自然地随着摆动。

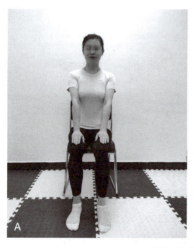

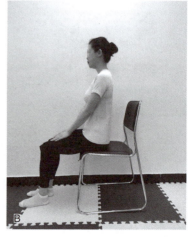

图 1-9-8 坐姿

A. 正面;B. 侧面。

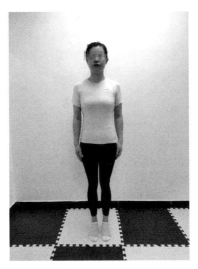

图 1-9-9　站立

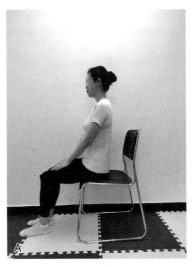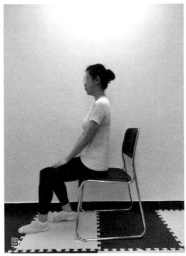

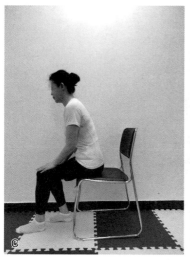
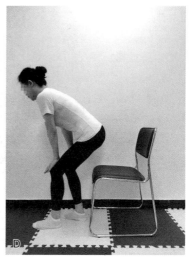

图 1-9-10　起身
A. 座位的前 1/3；B. 一只脚后退；C. 身体前倾；D. 站起同时提盆底。

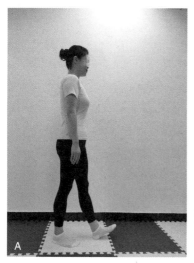
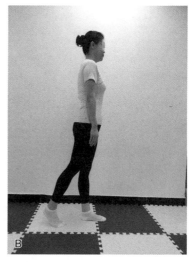

图 1-9-11　行走
A. 前脚脚跟先触地；B. 后脚脚掌抬起。

## 学 习 小 结

产褥期女性面临着生理、心理的急剧变化,正确的保健指导能帮助产妇尽快恢复健康,减少产褥期疾病的发生。产褥期疼痛应针对原因给予相应处理指导。产褥期乳头皲裂、乳房肿胀、乳腺炎等是最常见的问题,要掌握发生的原因、预防措施和处理方法。晚期产后出血需与血性恶露相鉴别。对于妊娠合并心脏病的产妇,应重视早期心力衰竭症状和体征的识别,立即指导其就医是关键。正确识别产褥中暑对及时正确地处理十分重要,而迅速降低体温是抢救成功的关键。产褥感染具有起病急、发病快、死亡率高的特点,应早期识别异常、及时指导就医。对产后静脉血栓栓塞症进行早期干预可有效降低下肢 DVT 的发生风险。产褥期进行积极的盆底保健可以快速促进盆底恢复,预防和减轻漏尿、阴道松弛、疼痛等症状。

(邵文杰 段爱红 曹 霞)

# 第十章
## 妇女常见病及两癌筛查

**学习重点**

1. 掌握妇女常见病筛查内容、流程。

2. 掌握妇科检查、阴道分泌物检查、乳腺临床检查、乳腺超声筛查技术。

3. 熟悉宫颈癌、乳腺癌相关健康教育内容。

### 一、妇女常见病筛查

妇女常见病是指女性生殖器官和乳腺发生的常见疾病,主要包括宫颈疾病、乳腺疾病、生殖道感染及其他生殖系统疾病。

妇女常见病筛查对象为 20~64 岁妇女,重点为 35~64 岁妇女。对适龄妇女定期进行的妇科检查和乳腺检查。对 40 岁以上妇女建议每年进行 1 次乳腺癌筛查。

(一) 筛查病种

1. 宫颈疾病　宫颈癌前病变和宫颈癌。

2. 乳腺疾病　乳腺癌前病变和乳腺癌。

3. 常见生殖道感染疾病　外阴、阴道、宫颈感染性疾病,盆腔炎性疾病等。

4. 其他　外阴疾病,尖锐湿疣,盆腔肿物(子宫肌瘤、附件肿物),子宫脱垂/阴道前后壁膨出,压力性尿失禁等。

(二) 筛查流程

妇女常见病筛查工作遵循自愿和知情选择的原则,各级各类医疗保健机构应规范提供筛查服务。

（三）筛查内容

妇女常见病筛查服务内容包括：提供健康教育与咨询、进行医学检查，针对筛查结果提出医学意见，对筛查结果可疑或异常者提出进一步诊治或转诊的医学建议。

1. 健康教育与咨询　可结合本地区实际情况开展多种形式的健康教育，核心信息应当包括：妇女常见病筛查的目的、意义和方法，妇女常见病的防治知识等。结合常规医疗保健和筛查工作，提供个性化的咨询，解释妇女常见病筛查后的医学意见，进行妇女常见病防治指导。

2. 医学检查

（1）采集病史，建立妇女常见病筛查个案登记：记录妇女的月经史、避孕史、孕产史、既往史（妇科及乳腺病史）、个人史、家族肿瘤史等信息。

（2）临床检查：主要包括妇科检查和乳腺检查。

（3）基本辅助检查：如阴道分泌物检查、乳腺超声检查等。

## 二、宫颈癌筛查

宫颈癌是发生于宫颈部的恶性肿瘤，是最常见的妇科恶性肿瘤。早期宫颈癌及癌前病变的治疗效果远比中晚期宫颈癌的治疗效果好，据文献报道宫颈原位癌治疗的五年生存率接近 100%。通过定期宫颈癌筛查，可以及早发现宫颈病变，通过积极治疗，达到有效预防宫颈癌发生的目的。

（一）筛查病种

1. 宫颈疾病　宫颈癌前病变和宫颈癌。

2. 常见生殖道感染疾病　外阴、阴道、宫颈感染性疾病，盆腔炎性疾病等。

3. 其他　外阴疾病，尖锐湿疣，盆腔肿物（子宫肌瘤、附件肿物),子宫脱垂/阴道前后壁膨出,压力性尿失禁等。

（二）筛查流程

1. 妇科检查 包括外生殖器检查、阴道和宫颈检查、阴道分泌物取材、宫颈细胞学检查取材、人乳头瘤病毒（HPV）取材、pH检测、胺试验、盆腔检查。

（1）外生殖器检查：仔细观察外生殖器,如有异常须告知受检者并提出下一步建议,或者进行宣教。

（2）阴道和宫颈检查：注意动作要轻柔缓慢,可以使用生理盐水作为润滑剂。

（3）标本取材：先做阴道分泌物取材,再行宫颈细胞学取材,最后进行 HPV 取材。

（4）检测 pH（精密 pH 试纸）并行胺试验。

（5）内生殖器检查：戴一次性灭菌手套做内诊检查,如果有阴道出血必须消毒外阴后使用消毒乳胶手套进行检查。

（6）记录：详细准确记录检查结果,可疑病例登记,医生向受检者告知检查初步结果,如需转诊,详细说明,并负责结合其他检查结果,完成最终妇科筛查结果的诊断。

2. 阴道分泌物检查 由具备相应资质的检验人员进行阴道分泌物的检验,记录检验结果。

3. 宫颈细胞学检查和 HPV 检查 在具有相应资质的医疗检验机构进行检查。要求于取材后 10 个工作日内反馈检查结果,检验机构除提供检查结果的报告外,还需在此期限内按照要求将每位筛查妇女的检查结果等信息正确上传至信息系统。

4. 阴道镜检查 按照筛查方案的要求,初筛发现异常的妇女建议进行阴道镜检查。建议筛查妇女在具有相应资质认定的两癌筛查诊断机构进行免费的阴道镜检查。

5. 组织病理学检查 阴道镜检查结果异常者,或筛查结果与阴道镜检查结果不符且不能除外宫颈高级别鳞状上皮内病变者,需进行组织病理学检查。

(三) 筛查内容

宫颈癌筛查服务内容包括:提供健康教育与咨询、进行医学检查、对初筛结果可疑或异常者进行转诊,进一步检查并完成宫颈疾病的诊断,根据诊断结果建议规范化治疗或随访。

1. 健康教育与咨询　可结合本地区实际情况开展多种形式的健康教育,核心信息应当包括宫颈癌筛查的目的、意义和方法,宫颈癌防治知识等。

(1)宫颈病变的危险因素:①有宫颈癌等疾病相关家族史;②长期口服避孕药;③性生活过早;④分娩次数多;⑤过早生育(18岁以前);⑥正在接受免疫抑制剂治疗;⑦多个性伴侣,或性伴侣有多个性伴侣;⑧HIV感染;⑨患有其他性传播疾病(STD);⑩吸烟、吸毒者。

(2)宫颈癌的病因:宫颈癌与HPV存在着密切的关系。高危型HPV的持续性感染是导致宫颈发生癌及癌前病变的主要原因。高危型HPV持续性感染,如果没有及时发现和治疗,就有可能发展到宫颈癌前病变,再发展到宫颈浸润癌,这个过程通常需要10~20年时间。HPV感染是一种普遍现象,多数感染者无须治疗可以在2年内自然清除,不必恐慌。

(3)宫颈癌的症状:宫颈癌前病变和早期浸润癌可能没有明显症状,筛查是唯一能在早期检查出病变的手段。随着病情进展,逐渐出现以下症状:

①阴道不规则出血:开始常表现为接触性出血,发生在性生活、妇科检查后,出血量可多可少,这与病灶大小、病变部位血管的情况有关。病情进展至中晚期多表现不规则阴道出血,一旦侵蚀较大血管可能还会引起致命性大出血。老年患者常表现为绝经后不规则阴道出血等。②阴道排液:宫颈癌患者常有阴道排液增多,白色或血性,稀薄如水样,有腥臭味。晚期因癌组织破

溃、坏死、继发感染等,有大量脓性或米汤样恶臭白带排出。③晚期癌的症状:宫颈癌晚期时,病灶波及盆腔周围组织,常有尿频、尿急、肛门坠胀、大便秘结、里急后重、下肢肿痛等症状;严重时导致输尿管梗阻及尿毒症。疾病末期,患者会出现消瘦、贫血、发热及全身衰竭等严重表现。④妇科检查时,早期宫颈癌局部没有明显病灶,宫颈光滑或仅有轻度糜烂样改变。中晚期宫颈外观可能有菜花样肿物,也可能由于癌组织坏死脱落,形成凹陷性溃疡,整个宫颈有时被坏死空洞替代,并覆有灰褐色坏死组织,可产生恶臭。

(4)宫颈癌的预防:目前已有大量研究显示接种 HPV 疫苗可以有效预防宫颈癌,HPV 疫苗是安全的。由于宫颈癌患病部位隐蔽,且早期病变又无明显症状,因此,建议适龄妇女应定期做子宫颈癌筛查。筛查只是初步的检查,不是最后诊断,可能会有误诊漏诊,所以即使未发现异常,也应继续定期筛查。如发现异常,应前往相关医疗机构进一步检查和治疗。如果筛查发现宫颈癌前病变或早期浸润癌,需尽早进行规范化的诊断和治疗。提倡健康的生活方式,包括:保持良好心态,减少因为心理压力增加引起的抵抗力降低;加强体育锻炼,增强体质;改变吸烟等不良的生活方式;合理营养,平衡膳食,保证身体必需营养素的摄入。

(5)北京市宫颈癌免费筛查

1)筛查对象:35~64 岁的本市常住妇女。

2)筛查周期:每 3 年可享受一次免费的宫颈癌筛查服务。

3)注意事项:为提高筛查的准确性,宫颈癌筛查前应注意以下事项。①接受妇科检查前 48 小时应避免性生活和阴道冲洗;②检查当日清晨排空大便,检查前 10 分钟排空小便;③如果不涉及抽血实验室检查(仅接受妇科检查),检查前不必空腹;④正在接受妇科阴道给药治疗的妇女,应至少停药 2 天后再接受妇科检查；⑤阴道不规则出血（尤其是绝经后出血）必须进行检查的，医生应在严格消毒后再行检查；⑥月经期不宜做妇科检查；⑦尚无性行为的妇女原则上不做宫颈癌筛查（包括妇科检查、宫颈细胞学检查和 HPV 检查）。

2. 医学检查

（1）采集病史，建立妇女宫颈癌筛查个案登记：记录妇女的月经史、避孕史、孕产史、既往妇科病史、个人史、家族肿瘤史等信息。

（2）临床检查：妇科检查。

（3）基本辅助检查：阴道分泌物检查、HPV 检查。

（4）宫颈癌筛查异常者，遵医嘱进一步行宫颈液基细胞学检查、阴道镜检查、组织病理学检查。

### 三、乳腺癌筛查

乳腺癌是妇女最常见的恶性肿瘤，是乳腺导管的上皮细胞在各种内外致癌因素的作用下，细胞失去正常特性而出现的超过细胞自我修复限度的异常增生。乳腺癌的治疗效果与发现时的病期早晚有关。原位癌几乎 100% 可以治愈，Ⅰ 期乳腺癌 90% 以上能治愈，Ⅱ 期及Ⅲ 期治愈率仅为 70% 和 50% 左右。通过乳腺癌筛查，可以发现早期乳腺癌并及时治疗，提高治愈率，降低死亡率。

（一）筛查病种

乳腺良恶性疾病：包括乳腺纤维瘤、乳腺囊肿、乳腺炎、乳腺癌前病变和乳腺癌等。

（二）筛查流程

1. 乳腺临床检查　所有适龄妇女均进行乳腺的视诊、触诊，并筛选出乳腺高危人群。医生询问病史，然后进行乳腺临床检查，观察双侧乳腺外观有无异常；触诊查看乳腺有无肿块、明显不对称增厚变硬、乳头溢液等情况。

2. 乳腺超声筛查　乳腺临床检查后进行乳腺超声检查；检查时要充分暴露乳腺及腋窝等部位后进行操作。

3. 乳腺 X 线检查和乳腺活检　乳腺癌高危人群，以及临床表现、乳腺超声结果提示需进一步检查者，应按照医生建议进行乳腺 X 线检查和 / 或乳腺活检。

(三) 筛查内容

乳腺癌筛查服务内容包括：提供健康教育与咨询、进行医学检查、对初筛结果可疑或异常者进行转诊，进一步检查并提出医学建议，根据筛查结果建议规范化治疗或随访。

1. 健康教育与咨询　可结合本地区实际情况开展多种形式的健康教育，核心信息应当包括乳腺癌筛查的目的、意义和方法，乳腺癌防治知识等。

(1) 乳腺癌发生的高危因素

①年龄：30 岁以下乳腺癌患者少见，从 30 岁开始，随年龄增加乳腺癌发病率逐渐上升。中国妇女乳腺癌的高发年龄为 50 岁，绝经后 5~10 年还会出现一个乳腺癌发病的高峰。②携带与乳腺癌相关的突变基因或具有乳腺癌家族史，即一级亲属（母亲、女儿、姐妹）中有乳腺癌患者的妇女发生乳腺癌的概率要比普通人高。③月经初潮早（<12 岁）或绝经迟（>55 岁）；头胎足月妊娠时年龄 >30 岁，以及未经历过哺乳等。④经病理检查证实乳腺非典型增生。⑤胸部因某种原因接受过高剂量放射线照射。⑥长期服用外源性雌激素，如接受激素替代治疗等。⑦绝经后肥胖。⑧卵巢上皮癌、输卵管癌、原发性腹膜癌病史。

(2) 乳腺癌的症状：乳腺癌早期可以没有任何症状，应定期进行筛查，以便尽早发现病情，及时治疗。如果治疗不及时，随着病情进展，可能出现以下症状：①乳房有肿块，质硬，不光滑，多为单侧发病；②乳头有血性分泌物；③两侧乳房不对称；④乳头回缩,乳房皮肤呈橘皮样改变;⑤乳头或乳晕处出现表皮糜烂、湿疹样改变;⑥乳房显著增大、红肿、变化进展较快;⑦乳房缩小,乳头位置回缩;⑧腋窝淋巴结肿大,有时出现腋窝内有物体挤压的感觉。

(3)乳腺癌的预防:增强防病意识,积极参加乳腺癌筛查。建立良好的生活方式,包括:坚持体育锻炼,保持健康体魄;适当调整生活节奏,保持良好心态;养成良好的饮食习惯,禁烟酒,适度减少动物脂肪、甜食、腌、炸等食品的摄入,增加水果、蔬菜、鱼、豆类的食用;分娩年龄尽量选择在 30 岁之前,坚持母乳喂养;积极治疗乳腺疾病,不乱用外源性雌激素。

(4)北京市乳腺癌免费筛查

1)筛查对象:35~64 岁的本市常住妇女。

2)筛查周期:每 3 年可享受一次免费的乳腺癌筛查服务。

3)注意事项:①乳腺癌筛查时间最好选择在月经周期的9~11 天,此期间乳腺比较松软,无胀痛,容易发现异常,绝经妇女可以选择任何时间进行筛查。②筛查只是初步检查,不是最后的诊断。乳腺癌筛查结果如有异常,筛查机构将开具转诊单,受检妇女可持转诊单到所在区指定的诊断机构进一步检查。③乳腺超声检查对人体没有损伤。乳腺 X 线的辐射剂量非常微弱,使用合格的乳腺 X 线机并采取规范的操作,其辐射风险可忽略不计。乳腺活检是有创检查,需在乳腺专业医生指导下在正规医院进行。

2. 医学检查

(1)采集病史,建立妇女乳腺癌筛查个案登记:记录妇女的月经史、避孕史、孕产史、既往乳腺病史、个人史、家族肿瘤史等信息。

(2)临床检查:乳腺临床检查。

(3)基本辅助检查:乳腺超声检查,乳腺 X 线检查或乳腺活检。

## 学 习 小 结

　　妇女常见病筛查服务对象为 20~64 岁妇女,北京市两癌筛查服务对象为 35~64 岁妇女。高危型 HPV 的持续性感染,是导致宫颈发生癌及癌前病变的主要原因。通过接种 HPV 疫苗、定期筛查和早诊早治,可以预防宫颈癌。乳腺癌早期无明显症状,适龄妇女应定期进行乳腺癌筛查。

（韩历丽　张 月　沈 洁　魏 巍）

# 第十一章
## 避孕咨询指导

> 1. 掌握避孕方法的选择要点。
> 2. 掌握常用避孕方法及避孕效果。
> 3. 熟悉避孕咨询的定义、步骤。

## 一、避孕咨询的定义

按照 WHO 的建议,避孕咨询的定义为:在保证人们享有充分的生殖权利和自愿选择生育的前提下,通过充分的咨询,帮助服务对象了解和掌握避孕节育知识,根据自身的情况,自主地选择适合自己的安全、有效、可获得、可负担得起的避孕方法并得到相应技术服务的过程。咨询以知情选择为基础,在咨询过程中服务对象能够得到尊重和隐私保密。

## 二、避孕咨询的步骤

避孕咨询通常遵循的步骤:建立友好服务关系—了解病史和需求—提供避孕信息—帮助知情选择—讲解具体方法—预约随访。

（一）建立友好服务关系

从友善地打招呼、自我介绍、交代咨询的保密性开始,大概介绍避孕咨询的过程,与服务对象建立良好关系。

（二）了解病史和需求

从了解一般的病史信息开始,包括月经史、婚育史、既往史、用药史、过敏史等,明确服务对象的避孕需求及可能存在的使用避孕方法的禁忌证。在交谈过程中服务提供者应当详细询问,耐心倾听,用共情、关爱的态度,表达对其需求的理解,帮助他们建立使用避孕方法的信心。

（三）提供避孕信息

掌握服务对象的需求和病史信息后,根据病史使用简单、易懂的语言,利用直观教具模型,全面、综合地介绍每一种适宜的避孕方法的优缺点,主要的避孕原理,使用的方法,后续的随访,以及基层医疗卫生机构能提供的服务。告知服务对象运用避孕方法的适应证和禁忌证,以及可能的副反应。

（四）帮助知情选择

帮助服务对象选择避孕方法,确保服务对象的选择是自愿和知情的,服务提供者只是帮助而不是强迫或劝告。

（五）讲解具体方法

针对服务对象选择的避孕方法,再次提供全面深入的信息,详细讲解使用方法、使用过程中的注意事项及可能发生的副作用及应对方法。讲解后让服务对象重复叙述使用方法,纠正其错误的认识和理解,鼓励其坚持并正确使用所选择的避孕方法,保证避孕效果。

（六）预约随访

征求服务对象的意见和时间,告知随访或复诊的重要性,并预约时间。

## 三、常用避孕方法分类

（一）女用甾体激素避孕药具

女用甾体激素避孕药具是以人工合成的雌、孕激素复方制剂为主,也有单孕激素制剂,可以分为以下几类:复方口服避孕药、紧急避孕药、长效避孕针、缓释系统避孕药具（包括皮下埋植剂、阴道环、皮贴等)。

### (二)宫内节育器具

宫内节育器具(intrauterine contraceptive device,IUC)包括宫内节育器(intrauterine device,IUD)及宫内节育缓释器具(intrauterine system,IUS)。IUC 分惰性 IUC 和活性 IUC,目前活性 IUC 包括释放铜离子的含铜 IUD、释放孕激素 IUS 以及同时含有吲哚美辛的含铜 IUD(仅为我国应用)。

### (三)其他避孕方法

其他避孕方法包括屏障避孕法、阴道杀精剂、自然避孕法、哺乳闭经避孕法、体外排精法。根据使用对象不同,可选择的避孕方法分类如表 1-11-1。宫内节育器具简便、长效、可逆,目前仍是我国广大妇女首选的避孕方法。绝育手术并非单子女夫妇的首选避孕方法;哺乳闭经避孕法和紧急避孕仅作为特殊情况下的备用方案。自然避孕法和屏障避孕法虽然方法简单、无副作用,但较难准确掌握,其可靠性与正确使用成正比,对使用者要求较高。对于不宜生育人群或不准备生育需长期避孕者,应选用长效、安全、稳定的避孕方法,如宫内节育器具、口服避孕药、皮下埋植剂或绝育术。比较各种避孕方法特点时,要尊重服务对象的意愿和情况。

表 1-11-1　避孕方法分类

| 分类 | 男用避孕方法 | 女用避孕方法 |
|------|------------|------------|
| 药物 | | • 短效口服避孕药 |
| | | • 长效口服避孕药 |
| | | • 长效避孕针 |
| | | • 皮下埋植剂 |
| | | • 阴道避孕环 |
| | | • 阴道杀精剂 |

| 分类 | 男用避孕方法 | 女用避孕方法 |
|------|------------|------------|
| 工具 | • 男用避孕套 | • 女用避孕套、阴道隔膜、宫颈帽<br>• 宫内节育器 |
| 手术 | • 输精管绝育术 | • 输卵管绝育术 |
| 其他 | • 体外排精 | • 自然避孕法<br>• 哺乳闭经避孕法（用于哺乳期妇女） |

## 四、各种避孕方法的有效性

不避孕者 1 年内意外妊娠概率为 85%。避孕方法有效性在一定程度上依赖于避孕方法自身的优缺点和效果，还在于服务对象使用前是否对该方法有完整准确的认识、使用过程中是否持续及正确地使用。影响持续性和正确性有很多因素，如年龄、收入、文化程度及妊娠和避孕的意愿。服务对象在正确掌握了使用方法（包括如何应对各种不良反应），并习惯后，都可能会成为持续的使用者。各种避孕方法的有效性可以参照表 1-11-2。

表 1-11-2　各种避孕方法的有效性

| 效果 | 避孕方法 | 使用第 1 年意外妊娠妇女比例 /% | |
|------|---------|------------------------------|------------------|
| | | 一般性使用 | 正确并持续使用 |
| 总是很有效 | 皮下埋植剂 | 0.05 | 0.05 |
| | 输精管绝育术 | 0.15 | 0.1 |
| | 复方避孕针剂 | 3 | 0.5 |
| | 单纯孕激素避孕针剂 | 3 | 0.3 |
| | 输卵管绝育术 | 0.5 | 0.5 |
| | 宫内节育器 | 0.8 | 0.6 |
| | 孕激素口服避孕药（哺乳） | 1 | 0.5 |

续表

| 效果 | 避孕方法 | 使用第 1 年意外妊娠妇女比例 /% | |
| --- | --- | --- | --- |
| | | 一般性使用 | 正确并持续使用 |
| 一般性使用有效<br>正确使用则很<br>有效 | 哺乳闭经避孕法 | 2 | <1 |
| | 复方口服避孕药 | 6~8 | 0.3 |
| 一般性使用有<br>一些效果<br>正确并持续使<br>用有效 | 男性避孕套 | 15 | 2 |
| | 体外排精 | 27 | 4 |
| | 阴道隔膜与杀精剂 | 29 | 18 |
| | 自然避孕法 | 25 | 3 |
| | 女性避孕套 | 21 | 5 |

注：0~1% 很有效；2%~9% 有效；10%~30% 有一些效果。

注意，避孕方法效果的影响因素还包括：长期及正确使用信息；服务提供者技术能力、咨询及长期支持；服务的可获得性、可接受性及可支付性，以确保持续的高质量服务及避孕方法的获取。

高效避孕方法是指每 100 例妇女在使用 1 年时妊娠率（即妊娠指数）<1 的避孕方法，包括宫内节育器、皮下埋植剂、长效避孕针等长效、高效、可逆避孕方法，男性、女性绝育术，以及能够坚持和正确使用的复方口服避孕药。

## 五、避孕方法选择

### （一）育龄女性避孕方法选择

应结合育龄女性的生理特征、个人的身体情况、经济能力、性行为发生的频率以及对生育的意愿，选择避孕方法；原则上可使用任何避孕方法，基层医疗卫生机构妇女保健人员应提供多种方法供其选择。

初次性生活女性处女膜口小,阴道紧,弹性差,心理紧张羞涩,又缺乏性生活经验,可首选口服短效避孕药,不推荐使用自然避孕法。

未婚的性活跃青少年推荐使用高效避孕方法,如口服短效避孕药、皮下埋植剂和宫内节育器等,同时使用避孕套,可减少性传播疾病的发生。青少年,无论是否已婚,对避孕药等方法的副作用的耐受性低,造成较高的停用率,基层医疗卫生机构妇女保健人员应加强咨询指导。

已婚女性希望推迟、限制生育或加大生育间隔者可以采用长效可逆的避孕方法,如宫内节育器具、皮下埋植剂、长效避孕针等。若短期内准备生育,则推荐使用避孕套、复方口服避孕药等短效避孕方法。

### (二)哺乳期避孕方法选择

据统计,哺乳期女性 50% 有排卵,首次月经前 33% 已有排卵,即产后虽然月经尚未恢复,但可能会受孕。因此,不论是否哺乳、月经是否恢复,产后女性都要坚持避孕。可以采用适合哺乳期女性使用的单纯孕激素长效避孕针及皮下埋植剂,或采用工具避孕(如避孕套、避孕栓)。宫内节育器是多数哺乳期妇女的最佳选择,产后 42 天恶露已干净、子宫恢复正常者,可根据会阴伤口和剖宫产瘢痕愈合情况选择放置。

如果产妇想使用哺乳闭经避孕法,需告知其必须同时满足三个条件:①产妇处于产后 4~6 个月内。②产后月经尚未恢复。③最重要的是,产妇仅用自己的母乳来喂养孩子,每日 6~8 次,不分日夜。一旦月经恢复或为孩子添加辅食,应开始选用其他的避孕方法。

哺乳期不宜口服雌孕激素配伍的避孕药,因为避孕药中的雌激素会影响乳汁的分泌。不宜采用自然避孕法,是由于产后哺乳卵巢功能尚在恢复中,基础体温变化无规律,易孕时期特征不出现或难以发现。

（三）40 岁以上妇女避孕方法选择

妇女 40 岁以后,卵巢功能出现波动下降,但仍有排卵可能,若不采取避孕措施,可能发生意外妊娠,甚至异位妊娠。因此,妇女应坚持避孕到月经完全停止。此期推荐使用含铜 IUD、单纯孕激素避孕药如左炔诺孕酮宫内缓释节育系统(LNG-IUS)、皮下埋植剂、屏障式避孕法;通常可以使用复方口服避孕药和长效避孕针,不推荐自然避孕法。

40 岁以上女性开始使用复方口服避孕药,尽管不是用药禁忌,但仍应在医生指导下进行,并在使用前进行健康体检。对 40 岁以上女性,有吸烟嗜好、每日吸烟在 15 支以上者不宜使用避孕药。若已放置宫内节育器尚未到期,如果没有明显的月经紊乱或其他不适症状,可以继续放置,直到闭经半年以上取出。

（四）希望永久避孕人群避孕方法选择

可选用长效、高效的避孕方法,如皮下埋植剂、宫内节育器具,若明确不再生育可选择绝育术。

（五）月经失调妇女避孕方法选择

月经失调可表现为月经过多或过少。若月经过多,除外子宫内膜问题,可以使用复方口服避孕药,避孕药既可避孕又可调整月经周期,减少月经量;还可放置释放孕激素的宫内节育器具。月经过少或闭经者,不宜使用避孕药,可以放置宫内节育器。月经失调者,因不易掌握排卵时间,不宜使用自然避孕法。

（六）人工流产术后妇女避孕方法选择

人工流产术后应及时采用避孕措施,在流产后即时或离开医院前,对短期内无生育计划的妇女放置宫内节育器或皮下埋植剂,对近期内有生育计划的妇女提供复方口服避孕药或避孕针,是流产后避孕服务的主要目标。如不采用上述方法,也可以使用避孕套。药物流产后出血时间长,可能为不全流产,故流产后近期不宜放置宫内节育器具,建议药物流产后立即使用复方口服避孕药避孕,2次正常月经后可放置宫内节育器具。

### (七) 肺结核妇女避孕方法选择

肺结核活动期不宜怀孕,应选择可靠的避孕方法。由于患结核病的妇女需长期服用抗结核药物治疗,如利福平、异烟肼等,这些药物会减弱复方口服避孕药的药效,故不宜选择此种避孕方法,可以使用外用避孕工具或放置宫内节育器具。

### (八) 心脏病妇女避孕方法选择

患心脏病的妇女,若心功能较差,一般不宜怀孕,可以选择工具避孕。已有孩子或希望终生不生育的患者,可以选择绝育术(男女均可,最好是男性绝育术);不宜选择复方口服避孕药,因为避孕药所含雌激素,会促使体内钠离子和水分排出减少,加重心脏负担,同时使血液黏性增加,引起血液高凝状态,易发生血栓;也不宜放置宫内节育器,因为节育器有可能引起感染,进而可能发生细菌性心内膜炎。

### (九) 肝肾疾病妇女避孕方法选择

患肝肾疾病妇女宜使用屏障避孕法及阴道杀精剂,不宜使用避孕药,因为避孕药通过肝脏和肾脏代谢、解毒、排泄。当肝肾功能不良时,避孕药会加重肝脏负担,促使病情恶化,同时肝脏疾病导致凝血酶原减少,凝血功能障碍,容易引起出血。避孕药还与胆囊疾病有轻微关系,用药可能使胆囊疾病恶化。患肝肾疾病妇女,不主张放置宫内节育器,容易引起月经过多。

### (十) 糖尿病妇女避孕方法选择

糖尿病女性选择避孕方法时需全面评估血管并发症情况及糖尿病病程。需注意避孕药中孕激素可能影响糖耐量并增加胰岛素抵抗,使用时需定期监测血糖;复方类避孕药中的雌激素可能增加糖尿病相关血管病变及动脉血栓风险,如确需使用,建议选择低剂量雌孕激素制剂。WHO 指南将含铜 IUD 列为 1 类推荐避孕方法,但临床应用中需考虑其可能的盆腔感染风险。总之,糖尿病妇女在选择除工具避孕和自然避孕外的其他避孕方法前,应做好咨询。

**(十一)精神障碍性疾病妇女避孕方法选择**

精神障碍(尤其是女性)者若病情不稳定,尚在服药期间,建议暂缓生育。若患者病情不稳定,需要长期或剂量较大的药物来控制疾病,应以治病为重,采取避孕措施,若无禁忌证可选择宫内节育器、皮下埋植剂、长效避孕针,无生育要求可选择绝育术。精神障碍患者服用的镇静药可降低避孕药效果,故不宜使用复方口服避孕药。由于精神障碍患者多不能坚持避孕,故不宜使用屏障避孕法。

**(十二)过敏体质妇女避孕方法选择**

过敏体质妇女选择避孕方法受到一定限制,如阴道杀精剂容易引起阴道黏膜过敏、阴道分泌物增加,甚至引起炎症;个别对硅胶过敏的女性,使用避孕套也会发生过敏;可以试用避孕药、宫内节育器具,若均有过敏,可根据实际情况及生育需求采用自然避孕法或绝育术。

---

### 学 习 小 结

基层医疗卫生机构妇女保健人员应了解避孕咨询的流程;进行充分翔实的病史询问,帮助服务对象知情选择避孕方法;了解各种避孕方法的有效性及特殊情况下避孕方法的选择,更好地开展避孕咨询工作。

（高丽丽　鲍成臻）

# 第二篇

## 儿童保健篇

# 第一章
# 新生儿访视

**学习重点**

1. 掌握新生儿访视的对象、内容、流程。
2. 掌握新生儿访视过程中所涉及的各类检查与测量方法、转诊指征。
3. 熟悉新生儿护理与健康指导要点。

从婴儿娩出、脐带结扎到不满 28 天为新生儿期,这段时期的特点是新生儿逐渐适应宫外环境,各器官、系统、功能及形态发生着有利于生存的变化,但又容易发生不适应的现象,该期发病率高、死亡率高。新生儿保健是儿童保健的重点,目的是早期发现问题,及时指导处理,降低新生儿的发病率或减轻发病的程度。同时指导家长做好新生儿喂养、护理及疾病预防工作,宣传科学的育儿知识。

## 一、访视对象、时间和次数

### (一)访视对象

访视对象为辖区内居住的新生儿。对户口在本辖区内,但居住在本辖区外的新生儿发放代访信,由居住地所属保健机构进行新生儿访视管理。

### (二)访视时间和次数

1. 正常足月新生儿 访视次数不少于 2 次,初访在出院后 7 日之内进行入户访视,满月访在出生后 28~30 日进行,可入户访视或在基层医疗卫生机构进行随访。

2. 高危新生儿　初访时进行新生儿高危判定,如判定为高危新生儿至少增加一次访视,必要时酌情增加访视次数,初访应在得到高危新生儿出院(或家庭分娩)报告后 3 日内进行。符合下列高危因素之一的新生儿为高危新生儿:①早产儿(胎龄 <37 周)或低出生体重儿(出生体重 <2 500g);②宫内、产时或产后窒息儿,缺氧缺血性脑病及颅内出血者;③高胆红素血症;④新生儿肺炎、败血症等严重感染;⑤患有各种影响生活能力的出生缺陷(如唇裂、腭裂、先天性心脏病等)以及遗传代谢性疾病;⑥母亲有异常妊娠及分娩史、高龄分娩(≥35 岁)、患有残疾(视力、听力、智力、肢体、精神)并影响养育能力者等。

## 二、访视人员与设施、设备

新生儿访视人员应取得相应的执业资格,并接受过儿童保健专业技术培训,考核合格。访视时应携带新生儿访视包,出示相关工作证件。

新生儿访视包应包括:体温计、新生儿杠杆式体重秤 / 电子体重秤、听诊器、聚光手电筒、消毒压舌板(有效期内)、75% 酒精、消毒棉签、儿童保健记录本、软尺、笔、口罩、医用帽、鞋套等。新生儿杠杆式体重秤 / 电子体重秤最大称重为 10kg,最小分度值为 50g;软尺最小分度值为 0.1cm。所有访视设备符合测试要求,定期检修,保证各部件灵活准确;经国家认可的计量部门校准,并做好相关校准和检修记录。新生儿满月访视时避免和成人共享诊室和诊床。

## 三、访视注意事项

1. 按要求询问相关信息,规范完成测量和健康检查。完整、准确地填写新生儿访视记录并纳入儿童健康档案。在检查结束后 1~3 个工作日内录入北京市妇幼保健网络信息系统,完善新生儿母子健康档案信息。

2. 向家长反馈现场检查情况并进行健康评价,如访视时发现高危新生儿,应酌情给出合理的随访建议;若新生儿有危重征象,应向家长说明情况,立即转上级医疗保健机构治疗。在本访视结束 3 天之内电话随访,并记录随访时间和随访结果。满月访视后转入儿童系统管理。

3. 每日通过北京市妇幼保健网络信息系统查询本段新分娩待访视的新生儿,在新生儿出院后 7 天内及时安排家庭访视。若为外地或外段新生儿,在收到代访信后 3 天内安排家庭访视。对居住在本辖区外的户籍新生儿,在其出院后 7 天内每日通过北京市妇幼保健网络信息系统了解其接受访视的情况,未接受新生儿访视者,须督促家长及时与居住地基层医疗卫生机构儿童保健医生取得联系,以便获得相应的访视服务。满月访视后及时生成新生儿访视登记表。如果新生儿居住地有变化,应在北京市妇幼保健网络信息系统及时进行儿童保健档案迁转操作。

4. 注意医疗安全,预防交叉感染。检查前和检查后访视人员要清洁双手,佩戴口罩,检查时注意保暖,动作轻快。测量体重时注意不要离床或地面过高。

5. 加强宣教和健康指导。向新生儿监护人告知国家基本公共卫生服务 0~6 岁儿童健康管理政策、访视服务内容,了解母子健康状况,提供新生儿喂养、护理、疾病防治、早期识别异常和早期发育等养育照护指导。指导家长使用《北京市母子健康手册》。对疫苗接种情况和新生儿疾病筛查的情况进行随访。

## 四、访视前准备

获知新生儿分娩信息后,先初步了解产妇孕期、分娩情况及新生儿疾病筛查和预防接种等相关信息。与家长预约入户访视时间,确认访视地址。家访当天再次电话确认地址,预估入户访视时间,请家长在访视前半小时左右安排新生儿哺乳及拍嗝工作,新生儿尽量排空大小便,更换干净的纸尿裤等。访视人员衣帽整洁,戴好帽子口罩,佩戴胸卡,修剪指甲,检查访视包物品是否齐全,准备鞋套。征得家属同意和信任后,戴鞋套进入新生儿家中。检查前自我介绍,七步洗手法洗手并自然晾干,站立于新生儿右侧。

观察新生儿居室条件和卫生状况,如室温、湿度、通风状况、清洁卫生情况、新生儿的衣被及尿布。

## 五、访视流程及内容

### (一)问诊

了解产妇孕期及新生儿出生时和出生后的情况,如母亲妊娠期患病及药物使用情况、分娩时的年龄、孕周、分娩方式,是否双(多)胎;新生儿有无窒息、产伤和畸形、出生体重、身长;是否已做新生儿疾病筛查等。了解母亲乙型肝炎表面抗原(HBsAg)及儿童预防接种等情况,做好隐私保护。了解一般情况,包括睡眠,有无呕吐、惊厥,大小便次数、性状、颜色等。了解新生儿喂养方式,吸吮情况,吃奶次数等喂养情况。

### (二)测量

1. 体重　出生后 1 周内因新生儿多睡少吃、奶量摄入不足、肺和皮肤蒸发大量水分、胎便的排出,可出现暂时性体重下降,或称生理性体重下降。在生后 3~4 天达最低点,以后逐渐回升,至出生后第 7~10 天可恢复到出生时的体重。失去的体重一般等于出生体重的 7%~8%。初访时测量新生儿体重,观察生理性体重下降后的恢复情况,若未恢复应分析原因,给予指导。如果体重下降幅度超过 10% 或第 10 天还未恢复到出生体重,则为病理状态,应及时转诊。新生儿满月时测量体重,并与其出生体重比较,若增长值不足 600g,应分析原因,指导喂养,访视 1 周内电话追访,必要时转诊。

(1)测量前准备:每次测量体重前需校正体重计零点。新生儿尽量排空大小便,脱去外衣、袜子,更换尿布或尿不湿,仅穿单衣裤,冬季注意保持室内温暖。

新生儿访视
——体重测量
操作演示
(视频)

(2)测量方法:称重时新生儿取仰卧位,保持舒适安全姿势,周围有安全防护,稍微抬离床面即可。使用杠杆式体重计称重时,小儿仰卧于秤盘中,放置的砝码应接近新生儿体重,并迅速调整游锤,使杠杆呈正中水平,将砝码及游锤所示读数相加;使用电子体重计称重时,待数据稳定后读数。记录时需除去衣服重量。体重记录以千克(kg)为单位,至小数点后 2 位数字。测量过程中防止跌落等意外发生。

2. 体温 体温升高是小儿疾病时常见的临床表现,每次访视应测量新生儿体温。腋温正常为 36~37℃,一般认为体温高于其基础体温 1℃ 及以上时,则为发热。小儿发热原因以各种病原体导致的感染多见。腋下测温法最常用,也最安全方便。

(1)测量前准备:新生儿穿着轻薄衣物,远离散热设备。在测量体温之前,体温计水银柱保持在 35℃ 以下。

(2)测量方法:用腋表测量,在新生儿安静状态时,擦去腋下汗液,将消毒的体温计水银头放在小儿腋窝中,将胳膊放回到孩子的体侧,夹紧体温计,保持 5 分钟后读数。哭闹时、吃奶后等情况不要立即测量体温,避免体温计掉落破碎。体温计用完及时消毒。

3. 头围 满月访时测量头围。小儿取仰卧位,测量方法见图 2-1-1。新生儿头围记录以厘米(cm)为单位,至小数点后 1 位数字。

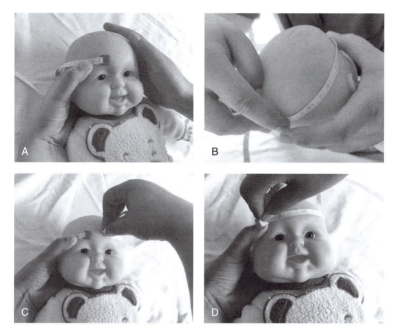

图 2-1-1　测量头围

A. 左手拇指将软尺零点固定于新生儿头部右侧眉弓上缘处；B. 软尺紧贴头皮；C. 从头部右侧经枕外隆凸及左侧眉弓上缘回至零点，两侧对称；D. 读数。

4. 前囟　前囟是由额骨和顶骨形成的菱形间隙（图 2-1-2），存在个体差异，前囟对边的中点连线距离为 1~4cm。在生后数月随头围增大而变大，6 个月以后逐渐缩小，一般至生后 12~18 个月闭合，个别儿童可推迟至 2 岁左右。后囟门由顶骨与枕骨的骨缝构成，呈三角形，在出生时或出生后 2~3 个月闭合。囟门早闭见于小头畸形，前囟饱满见于颅内压增高，囟门凹陷见于严重脱水及营养不良。被测儿童取坐位，测量者位于儿童右侧或前方，先用手指触摸前囟，摸清前囟边缘的位置，测量前囟对边的中点连线距离，测量结果以 cm 为单位，用 cm × cm 表示，记录到小数点后一位。

ER-2-1-2

新生儿访视
——前囟测量
操作演示
（视频）

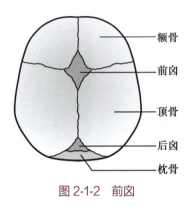

图 2-1-2　前囟

5. 身长　满月访时测量身长,测量前应脱去新生儿帽子、发饰、外衣、鞋、袜等。测量方法(图 2-1-3):①新生儿仰卧于量床中央,助手将头扶正,头顶接触头板,两耳在同一水平;②测量者立于新生儿右侧,左手握住新生儿双膝,双腿贴紧伸直,右手移动足板使其贴紧新生儿双足跟,注意量床两侧的读数应保持一致,然后读数。新生儿身长记录以 cm 为单位,至小数点后 1 位。

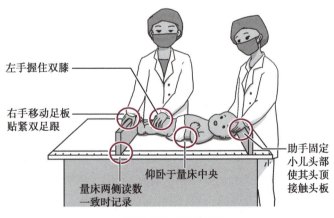

图 2-1-3　身长测量

（三）体格检查

1. 一般状况　观察新生儿精神状态（活泼、嗜睡或昏迷）、呼吸（平稳或急促）、面色（红润、苍白或发绀）、哭声（响亮或微弱）。急重症感染时，常精神萎靡、面色青灰、四肢发冷。

2. 皮肤黏膜　自然光线下观察，有无黄染，黄疸程度及出现时间，有无发绀或苍白（口唇、指/趾甲床），有无皮疹、包块、红肿、出血点、脓疱、硬肿和水肿，颈部、腋下、腹股沟部、臀部等皮肤皱褶处有无潮红或糜烂，有无尿布皮炎。检查过程中做好各部位的保暖。

（1）新生儿黄疸：新生儿黄疸是新生儿期最常见的表现之一，通常分为生理性黄疸和病理性黄疸。约有 85% 的足月儿及绝大多数早产儿在新生儿期均出现暂时性总胆红素增高，大多数为生理性的。新生儿毛细血管丰富，当血清胆红素超过 $85\mu mol/L$（5mg/dl），则出现肉眼可见的黄疸。非结合胆红素增高是新生儿黄疸最常见的表现形式，重者可引起胆红素脑病，造成神经系统永久性损害，甚至发生死亡。生理性黄疸一般情况良好，病理性黄疸为退而复现，新生儿黄疸特点如表 2-1-1 所示。

表 2-1-1　新生儿黄疸特点

| 项目 | 生理性黄疸 | | 病理性黄疸 | |
|---|---|---|---|---|
| | 足月儿 | 早产儿 | 足月儿 | 早产儿 |
| 黄疸出现时间 | 生后 2~3 天 | 生后 3~5 天 | 生后 24 小时内出现 | |
| 黄疸高峰时间 | 生后 4~5 天 | 生后 5~7 天 | 不定 | |
| 黄疸消退时间 | 生后 5~7 天（<2 周） | 生后 7~9 天（<4 周） | >2 周或退而复现 | >4 周或退而复现 |

续表

| 项目 | 生理性黄疸 | | 病理性黄疸 | |
|------|------------|------------|------------|------------|
| | 足月儿 | 早产儿 | 足月儿 | 早产儿 |
| 血清胆红素 | • 每日升高<85μmol/L(5mg/dl)<br>• 生后 24 小时内,每小时升高<0.3mg/dl<br>• 生后超过 24 小时,每小时升高<0.2mg/dl | | • 血清总胆红素达到光疗干预标准<br>• 超过小时龄胆红素风险曲线的 $P_{95}$<br>• 血清结合胆红素>34μmol/L(2mg/dl)<br>• 每日升高>85μmol/L(5mg/dl)<br>• 生后 24 小时内,每小时升高>0.3mg/dl<br>• 生后超过 24 小时,每小时升高>0.2mg/dl | |

(2)尿布皮炎:又称尿布疹或红臀,是婴儿常见皮肤病,与小儿排泄物对皮肤的刺激、潮湿环境或尿布引起皮肤过敏有关。皮疹主要发生在与尿布接触的部位,如外阴、臀部、腹股沟内侧等,有边缘清楚的大片红斑及少数丘疹,严重时可出现水疱、糜烂、溃疡,或伴有继发细菌感染;如果皮肤长时间处于潮湿状态还易继发真菌感染。尿布过敏的主要表现为红臀,范围与尿布形状大小相同。注意臀部护理,大小便后用温水清洗,勤换尿布,保持臀部干燥。臀部发红尚未脱皮,可外涂鞣酸软膏,有渗出者可涂氧化锌软膏。

(3)毛细血管瘤:多数为先天性,属良性肿瘤,大多单发,也可多发。多见于皮肤,以枕部、头面、四肢及背部皮肤多见,也可见于唇、舌部。肿瘤大小差异很大,小的直径仅数毫米,大的可占颜面或四肢大部。生后即可存在,见皮肤红点或小红斑,多数在 6个月内生长迅速,面积增大、红色加深,1~2 岁逐渐停止生长,3~7岁时部分或全部消退。

（4）新生儿红斑及粟粒疹：生后 1~2 天，在头面部、躯干及四肢出现大小不等的多形性斑丘疹，1~2 天后自然消失；也可因皮脂腺堆积在鼻尖、鼻翼、颜面部形成小米粒大小黄白色皮疹，脱皮后自然消失，一般不处理。

（5）青记：常见于背部、臀部的蓝绿色、灰绿色色斑，为特殊色素细胞沉着所致，俗称"胎记"，随年龄增长而渐消退。

（6）汗疱疹：见于炎热季节前胸、前额等处小疱疹，因新生儿汗腺功能欠佳所致，俗称"白痱"，注意保持皮肤清洁干燥，若并发感染须及时转儿科。

3. 头颈部　视诊头颅大小、外形、有无特殊面容等，双手仔细触摸头颅每一个部位，了解其外形，有无压痛和异常隆起；前后囟大小及张力，有无凹陷或隆起；头颅有无血肿；颈部是否软，有无包块，两侧是否对称及活动受限等。头颅血肿是由于产伤导致骨膜下血管破裂，血液积聚于骨膜下所致。血肿部位以头顶部多见，常为一侧性，少数为双侧。血肿不超越骨缝，边界清楚，触之有波动感，其表面皮肤正常。血肿机化从边缘开始，吸收常需6~8 周，血肿大者甚至需要 3~4 个月。

4. 眼　外观有无异常，是否有目光接触，是否灵敏模样，眼球是否随移动的人或物体移动，结膜有无充血和分泌物，巩膜有无黄染。满月访时检查光刺激反应：将手电筒快速移至新生儿眼前照亮瞳孔区，重复多次，两眼分别进行，新生儿出现反射性闭眼动作为正常。

ER-2-1-3

新生儿访视
——眼部检查
操作演示
（视频）

5. 耳　外观有无畸形，外耳道是否有异常分泌物，耳廓是否有湿疹。

6. 鼻　外观有无畸形，呼吸是否通畅，有无鼻翼扇动。

7. 口腔　口唇色泽有无苍白、发绀、干燥等；口腔黏膜有无异常，有无胎生牙等；检查者一手固定新生儿头部使其面对光源,一手持压舌板,在小儿张口时压住舌后根部,利用新生儿反射性将口张大暴露咽部的短暂时间迅速观察有无唇腭裂,双侧扁桃体是否肿大充血、有无分泌物,假膜及咽部有无溃疡、充血、咽后壁脓肿等情况。

(1)鹅口疮:为白念珠菌感染在口腔黏膜表面形成白色斑膜的疾病,新生儿多由产道感染或因哺乳时污染的奶头等造成感染。口腔黏膜表面覆盖白色乳凝块样小点或小片状物,可逐渐融合成大片,不易擦去,周围无炎症反应。不痛、不流涎,一般不影响吃奶,无全身症状。可用 2% 碳酸氢钠溶液于哺乳前后清洁口腔,或局部涂抹 100 000~200 000U/ml 制霉菌素鱼肝油混悬溶液,每日 2~3 次。日常做好哺乳卫生,哺乳前清洗双手,温湿纱布清洁乳房和乳头,勤换内衣等。

(2)"马牙"和"螳螂嘴":在口腔上颚中线和齿龈部位,有黄白色、米粒大小的小颗粒,是由上皮细胞堆积或黏液腺分泌物积留形成,俗称"马牙",出生后数周至数月自然消退。"螳螂嘴"为在两侧颊部各有一隆起的脂肪垫,有利于吸吮乳汁,均属正常现象。切勿挑破,以防感染。

8. 胸部

(1)问诊:询问家长先天性心脏病相关情况,如有无先天性心脏病家族史,母亲孕期病史(如病毒感染、糖尿病),母亲孕期检查是否怀疑胎儿有心脏异常,新生儿是否已怀疑或诊断先天性心脏病。新生儿是否有喂养困难、呼吸急促或困难、多汗、发绀(面色、口唇、舌、指 / 趾甲床)声音嘶哑、反复呼吸道感染及生长发育迟缓、活动后乏力等表现。

(2)视诊:检查新生儿外观(如胸廓、脊柱)有无畸形,有无呼吸困难和胸部凹陷,测量 1 分钟呼吸频率和心率。检查新生儿是否有发绀、生长发育迟缓、特殊面容 / 体征(如唐氏综合征、马方综合征及威廉姆斯综合征)。男女新生儿生后 4~7 天均可有乳腺增大,如蚕豆或核桃大小,2~3周消退,切忌挤压,以免感染。

(3)触诊:检查是否有锁骨骨折等产伤。锁骨骨折为最常见的一种产伤,难产、胎儿转位幅度大,巨大儿发生率高。骨折多发生在右侧锁骨中段外1/3处。大部分患儿无明显症状。患儿病侧上臂活动减少或被动活动时哭闹,对锁骨常规触诊发现双侧锁骨不对称,病侧有增厚模糊感、局部软组织肿胀,有压痛、骨摩擦感,患侧拥抱反射减弱或消失。

(4)听诊:听诊前需检查听诊器是否处于正常状态,佩戴耳具应恰好封住外耳道口。听诊时尽量保持新生儿安静,将听诊器轻置于新生儿胸部。

1)肺部:正常小儿呼吸音较成人响,呈支气管肺泡呼吸音,为清音。四种正常呼吸音特征参考表2-1-2。听诊应伴随儿童呼吸左右、前后分别进行,观察肺部呼吸音是否对称;呼吸频率、节律是否正常;有无异常肺泡及支气管呼吸音;有无干、湿啰音[干啰音分为高调干啰音(又称哨笛音)、低调干啰音(又称鼾音),湿啰音分为粗湿啰音、中湿啰音、细湿啰音和捻发音],有无胸膜摩擦音,有无语音震颤增强或减弱;注意听诊腋下、肩胛间区及肩胛下区有无异常,肺炎时这些部位较易听到湿啰音;如小儿啼哭,在啼哭后深吸气时肺炎常可闻及细湿啰音。

表2-1-2　四种正常呼吸音特征比较

| 特征 | 气管呼吸音 | 支气管呼吸音 | 支气管肺泡呼吸音 | 肺泡呼吸音 |
|---|---|---|---|---|
| 强度 | 极响亮 | 响亮 | 中等 | 柔和 |
| 音调 | 极高 | 高 | 中等 | 低 |
| 吸∶呼 | 1∶1 | 1∶3 | 1∶1 | 3∶1 |
| 性质 | 粗糙 | 管样 | 沙沙声、管样 | 轻柔的沙沙声 |
| 正常听诊区域 | 胸外气管 | 胸骨柄 | 主支气管 | 大部分肺野 |

2）心脏：小儿心脏听诊器宜选择小型听诊胸件。依次在胸部体表的二尖瓣听诊区、肺动脉瓣听诊区、主动脉瓣听诊区、主动脉瓣第二听诊区、三尖瓣听诊区进行心脏听诊（图2-1-4）。二尖瓣听诊区：心尖搏动最强点，即心尖区；肺动脉瓣听诊区：胸骨左缘第2肋间；主动脉瓣听诊区：胸骨右缘第2肋间；主动脉瓣第二听诊区：胸骨左缘第3肋间；三尖瓣听诊区：胸骨下端左缘，即胸骨左缘第4~5肋间。听诊时应注意有无心脏杂音，有无心律不齐，心音强度有无增强或减弱，有无额外心音；注意杂音的性质、时间、程度；测量1分钟呼吸频率和心率。

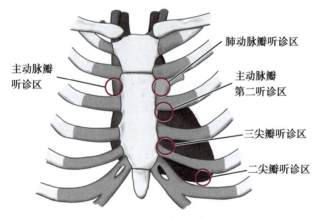

图2-1-4 心脏听诊部位

9. 腹部 以触诊为主，观察腹部有无膨隆、包块，肝脾有无肿大。肝脏正常可在肋缘下1~2cm处扪及，偶可触及脾脏边缘。重点观察脐带是否脱落，脐窝内或结痂下有无红肿、渗出，有无脐疝等。脐带一般3~7天残端脱落，脱落前可有少量渗血。

（1）脐炎：是指细菌入侵脐带残端，繁殖所引起的急性炎症。轻者脐轮与脐周皮肤轻度红肿，或伴有少量浆液脓性分泌物。重者脐部和脐周明显红肿发硬,分泌物呈脓性且量多,常有臭味,可向周围皮肤或组织扩散。轻者局部用 75% 酒精消毒,每日 2~3 次。

(2)脐疝:由于脐环关闭不全或薄弱,腹腔脏器由脐环处向外突出到皮下,形成脐疝。多见于低出生体重儿,体重低于 1 500g 者 75% 有脐疝,通常哭闹时脐疝外凸明显,安静时用手指压迫脐囊可回纳,不易发生嵌顿。出生后 1 年内腹肌逐渐发达,多数疝环逐渐狭窄、缩小,自然闭合,预后良好。家长应防止新生儿哭闹过多、咳嗽、便秘等腹腔内压力增高的情况。

10. **外生殖器及肛门** 视诊有无畸形。检查男性新生儿睾丸位置、大小,有无阴囊水肿、包块、隐睾及腹股沟疝等;有无一侧或双侧鞘膜积液,触诊阴囊有无水囊样感。检查方法:房间内光线调暗,用手电筒从阴囊后面照射观察,阴囊呈橙红色均质的半透明状(图 2-1-5)。检查女性新生儿有无阴道分泌物、假月经、腹股沟疝等。

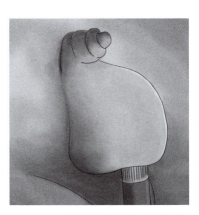

图 2-1-5 睾丸鞘膜积液透光试验

(1)假月经:部分女婴生后 5~7 天阴道流出少许血性分泌物,或大量非脓性分泌物,可持续 1 周。上述现象均由来自母体的雌激素中断所致。

(2)隐睾:出生时男婴睾丸大多已降至阴囊,约 10% 男婴睾丸尚位于下降途中某一部位,一般 1 岁内都下降到阴囊,少数未降者称隐睾(图 2-1-6)。

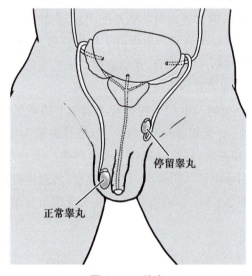

停留睾丸

正常睾丸

图 2-1-6 隐睾

11. 脊柱四肢 有无畸形,检查是否有锁骨骨折、脊柱侧弯、畸形足等。发育性髋关节发育不良是最常见的髋关节畸形,女性比男性多 5~8 倍,左侧发病率高于右侧,致残率高。发育性髋关节发育不良筛查流程如下:

ER-2-1-4

新生儿访视
——四肢检查
操作演示
(视频)

(1)了解新生儿是否有患发育性髋关节发育不良的高危因素,包括家族史、女性、臀位、羊水过少、髋关节弹响,伴有斜颈、跖内收等其他先天畸形,产后采用襁褓包(图 2-1-7)等,了解新生儿有无发育性髋关节发育不良的临床表现与体征。

（2）观察与发育性髋关节发育不良相关的体征：①皮纹不对称（图 2-1-8）：观察新生儿大腿、腹股沟和臀部皮纹的位置、数量和长度是否对称；②双侧下肢不等长；③臀部一侧增宽；④一侧下肢是否总处于外旋位置和活动较少。

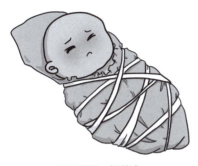

图 2-1-7　襁褓包

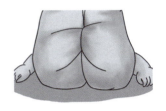

图 2-1-8　皮纹不对称

（3）髋关节检查：进行髋关节检查时首先使新生儿放松，将新生儿置于硬面的检查床上，双手温暖，动作轻柔。

1）外展试验：又称 Ortolani 试验。让新生儿仰卧于检查床上，屈髋屈膝 90°，检查者两手握膝同时向外展，正常膝可外展触及台面，脱位时外展受限，不能触及台面，称为外展试验阳性。有时外展至 75° 左右，股骨头可弹跳回到髋臼内，称为 Ortolani 弹跳。

2）Allis 征：又称 Galeazzi 征。让新生儿仰卧，将双髋均屈曲 90°并屈膝，两足平行置于床面，比较两膝高度，双膝不在同一水平即为阳性（图 2-1-9）。提示较低一侧髋关节脱位或存在肢体短缩。

12. 神经系统　检查四肢活动度、对称性、肌张力和原始反射。

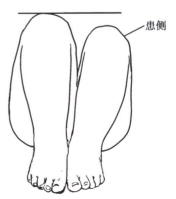

图 2-1-9　Allis 征

原始反射是早期正常婴儿中枢神经系统对特殊刺激的反应,当大脑额叶发育后原始反射消退,若新生儿未能引出原始反射,提示神经发育异常或颅内疾病。

(1)拥抱反射:检查者托住新生儿颈肩部使新生儿身体上部离开检查床30°,突然使新生儿头向下降落10°~15°,新生儿出现双手握拳、双臂先外展后内收的"拥抱"姿势为拥抱反射(图2-1-10)。

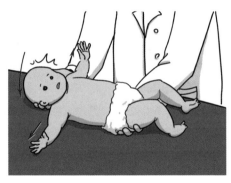

图2-1-10　拥抱反射

(2)觅食反射:检查者手指或母亲乳头触及新生儿面颊时,新生儿头转向同侧似"觅食"的动作,称觅食反射。新生儿2~3周龄后,哺乳母亲乳头触及新生儿面颊后,新生儿不再出现"觅食"动作,此时觅食反射表现为直接吸吮。

(3)吸吮反射:与觅食反射同时出现。乳头或手指触及新生儿面颊或口唇时,新生儿出现吸吮动作。

(4)握持反射:手指或笔触及新生儿手掌时,立即被新生儿的手握紧,甚至可使新生儿的整个身体悬挂为握持反射(图2-1-11)。

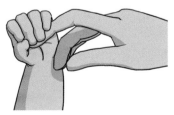

图2-1-11　握持反射

（四）健康评价

包括高危因素评价、体格生长评价、发育评价及疾病情况评价。

（1）正常。

（2）异常：包括疾病或畸形，可疑疾病或畸形，满月增重不足600g，需进行智力监测的高危儿。

（五）护理指导

1. 居住环境　新生儿卧室应宽敞、安静清洁、阳光充足、空气流通，每日应开窗通风 20~30 分钟。有条件时维持室内温度在 22~26℃为宜（冬季室温应保持在 20~22℃），湿度 55%~60% 为宜。夏季预防中暑，避免吹穿堂风，冬季预防一氧化碳中毒（煤气中毒）。

2. 母乳喂养　鼓励纯母乳喂养。观察和评估母乳喂养的体位、新生儿含乳姿势、吸吮情况和母乳喂养次数，是否存在喂养困难等。对吸吮力弱的早产儿，可将母亲的乳汁挤在杯中，用滴管喂养；喂养前母亲可洗手后将手指放入新生儿口中，刺激和促进吸吮反射的建立，以便主动吸吮乳头。正确的喂哺技巧如下：

（1）哺乳前准备：等待哺乳的婴儿应是清醒状态、有饥饿感，并已更换干净的尿布，哺乳前让婴儿用鼻推压或舔母亲的乳房，哺乳时婴儿的气味、身体的接触都可刺激乳母的射乳反射。

（2）哺乳方法：每次哺乳前，母亲应洗净双手，正确的喂乳与含乳姿势见第一篇第八章"产后访视"，哺乳过程注意母婴互动交流。

（3）哺乳次数：新生儿应按需哺乳，新生儿饥饿的表现以及如何判定其是否吃到足够的奶见第一篇第八章"产后访视"。喂奶后将新生儿竖抱、轻拍背部，以排出咽下的空气（图 2-1-12），减少溢奶。根据新生儿体重增加和小便次数客观判断哺乳量是否充足。

正常情况下,提醒母亲不能给新生儿喂蜂蜜水、糖水、草药水等液体。确实无法母乳喂养者,可使用婴儿配方奶粉。母亲喂奶前须洗手,常洗澡、常更衣。若发现母亲乳头异常(凹陷、皲裂等),指导做好乳头护理,不鼓励给新生儿使用橡皮奶头和安慰奶嘴。

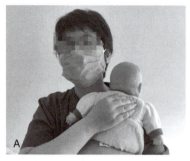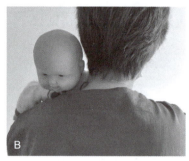

图 2-1-12　拍嗝

A. 拍嗝姿势正面图; B. 拍嗝姿势背面图。

3. 护理　衣着宽松,质地柔软,大便后用温水从前到后清洗臀部,外阴部保持清洁。脐带未脱落前,每日用 75% 的酒精擦拭脐部根部一次,尿布 / 纸尿裤边缘向下翻转,保持脐部干燥清洁。若皮肤皱褶处潮红或糜烂,帮助分析原因,指导母亲用鞣酸软膏涂抹患处,保持皮肤清洁干燥。对生理性黄疸、生理性体重下降、"马牙""螳螂嘴"、乳房肿胀、假月经等现象无须特殊处理。早产儿应注意保暖,戴帽子减少头部散热,衣被厚度适中,在换尿布时注意先将尿布加温,必要时可放入成人怀中,直接贴紧成人皮肤保暖。对新生儿卡介苗接种反应、口炎或鹅口疮、溢奶、呃逆、鼻塞、黄疸、湿疹、头颅血肿等进行针对性指导。对洗澡、换尿布及如何包裹新生儿等进行示教。

　　新生儿洗澡注意事项：①室温 26~28℃，水温 39~41℃；②吃奶后 1 小时左右洗澡，每次 10 分钟左右为宜；③先洗头面部，擦干再洗躯干部；④注意耳朵不要进水；⑤脐带未脱时脐部不要浸水，洗澡后 75% 酒精处理脐带。

新生儿访视
——脐带消毒
操作演示
（视频）

　　4. 大小便及睡眠　新生儿每日可排大便 7~8 次，母乳喂养的新生儿大便较稀，金黄色，酸味，次数多；人工喂养的新生儿大便硬，淡黄色，臭，次数少。小便每日 6 次以上，微黄。少数新生儿出生 2~5 天排尿时啼哭并见尿液染红尿布，与尿酸盐排泄多及尿量少有关，持续数天可自行消失。

　　睡眠是新生儿的主要生活内容，良好的睡眠是新生儿生长发育的重要保障。①新生儿睡眠存在个体差异，平均每日睡眠 13~18 小时；②一般母乳喂养新生儿每次睡眠时间稍短（2~3 小时），人工喂养新生儿稍长（3~4 小时）；③新生儿阶段睡眠基本没有昼夜规律；④新生儿睡眠过程中会出现各种动作，如吸吮、面部表情或不经意的身体动作等，都是正常现象；⑤新生儿睡眠建议仰卧位睡姿，防止窒息。

　　5. 疾病预防　注意并保持家庭卫生，接触新生儿前要洗手，减少探视，家人患有呼吸道感染时要戴口罩，尽量减少亲友探望，避免交叉感染。维生素 D 缺乏性佝偻病的预防应从新生儿期开始，出生后尽早补充。足月儿每日口服补充维生素 D 400IU，起始时间不晚于出生后 2 周；早产儿每日补充维生素 D 800IU，通常生命体征稳定后即可补充，需个体化评估调整。对未接种卡介苗和第 1 剂乙肝疫苗的新生儿，提醒家长尽快补种。未接受新生儿疾病筛查的新生儿，告知家长到具备筛查条件的医疗保健机构补筛。有吸氧治疗史的早产儿，在生后 4~6 周或矫正胎龄 32 周转诊到开展早产儿视网膜病变（retinopathy of prematurity，ROP）

综合征筛查的指定医院开始进行眼底病变筛查。

6. 伤害预防 注意喂养姿势、喂养后的体位,预防乳汁吸入和窒息。保暖时避免烫伤,移走新生儿头部周围的毛绒玩具、软枕头和毛毯,避免口鼻被堵,发生意外窒息。测量身长、体重,换尿布和洗澡时要注意安全,避免意外跌落或溺水发生。

7. 促进母婴交流 母亲及家人多与新生儿说话、唱歌、微笑,进行抚触指导,洗澡后进行被动锻炼,促进新生儿感知觉发展。

8. 其他告知 在新生儿28~30天时,带孩子去居住地所在基层医疗卫生机构儿童保健科进行满月随访检查,患病时不要自行给新生儿用药,要在专科医生指导下治疗。

(六) 转诊

1. 立即转诊 若新生儿出现下列情况之一,应立即转诊至上级医疗保健机构。

(1)体温≥37.5℃或≤35.5℃。

(2)反应差伴面色发灰、吸吮无力。

(3)呼吸频率<20次/min或>60次/min,呼吸困难(鼻翼扇动、呼气性呻吟、胸部凹陷),呼吸暂停伴发绀。

(4)心率<100次/min或>160次/min,有明显的心律不齐。

(5)皮肤严重黄染(手掌或足底),或黄疸退而复现,苍白、发绀和厥冷,有出血点和瘀斑,皮肤硬肿,皮肤脓疱达到5个或很严重。

(6)惊厥(反复眨眼、凝视、面部肌肉抽动、四肢痉挛性抽动或强直、角弓反张、牙关紧闭等),囟门膨隆,囟门张力高或头颅血肿增大。

(7)四肢无自主运动,双下肢/双上肢活动不对称;肌张力消失或无法引出握持反射等原始反射。

(8)眼窝或前囟凹陷、皮肤弹性差、尿少等脱水征象。

(9)眼睑高度肿胀,结膜重度充血,有大量脓性分泌物;耳部有脓性分泌物。

(10)腹胀明显伴呕吐。

(11)脐部脓性分泌物多,有肉芽或黏膜样物,脐轮周围皮肤发红和肿胀。

(12)口腔胎生牙松动。

(13)腭裂等口腔畸形,脊柱畸形。

2. 建议转诊　若新生儿出现下列情况之一,建议转诊至上级医疗保健机构。

(1)喂养困难。

(2)躯干或四肢皮肤明显黄染、皮疹,指/趾甲周红肿。

(3)单眼或双眼溢泪,黏性分泌物增多或红肿。

(4)颈部有包块。

(5)肝脾大,以及无法解释和处理的腹胀。

(6)首次发现五官、胸廓、脊柱、四肢、外生殖器或肛门畸形并未到医院就诊者。

(7)先天性心脏病筛查阳性。

(8)发育性髋关节发育不良筛查阳性。

(9)双下肢或双上肢活动不对称或肌无力。

(10)口炎、鹅口疮。

(11)在检查中,发现任何不能处理的情况,均应转诊。

## 学 习 小 结

检查者应明确新生儿访视对象、时间和次数要求,做好访视前准备工作。每次访视时应耐心倾听产妇及家属的陈述及问题,尽力解答新生儿喂养、护理、疾病预防及疫苗接种等各种疑问,建立良好的互动。检查者必须熟悉新生儿特点,做到全面细致地检查。检查顺序可根据新生儿情况灵活掌握:心脏听诊、肺部听诊、呼吸频率或腹部触诊等易受哭闹影响的项目,一般在新生儿开始接受检查且安静时进行;容易检查的部位随时查。检查完毕后,如有异常情况及时与产妇及家属沟通,并按规定及时转诊、随访及上报。

(刘军卓　张丽晋)

1. 掌握 0~6 岁儿童健康检查内容和方法。
2. 熟悉 0~6 岁儿童健康检查问诊及指导内容。
3. 了解 0~6 岁儿童健康检查对象、时间、设备要求。

0~6 岁儿童健康检查是对辖区内 0~6 岁(7 岁以下)儿童按一定间隔时间进行的生长发育健康检查,通过检查系统地观察儿童的生长发育、营养状况,尽早发现异常,及时采取措施进行预防和治疗。在健康检查过程中,还可针对每一个儿童的具体情况提供护理和喂养咨询,促进儿童健康。

## 一、概述

1. 0~6 岁儿童健康检查频率　1 岁以内婴儿每 3 个月健康检查 1 次,一般在生后 3、6、8、12 月龄各检查 1 次;1 岁至不满 3 岁幼儿,每半年检查 1 次,一般在 18、24、30 和 36 月龄各检查 1 次;3 岁以上学龄前儿童每年至少检查 1 次;即为"4-2-2-1"健康检查。健康检查可根据儿童个体情况,结合预防接种时间或本地区实际情况适当调整检查时间、增加检查次数。散居儿童健康检查可结合地段儿童计划免疫时间安排进行。集体儿童由托幼机构组织,尽可能安排在每年的 3~8 月份进行健康检查。

2. 人员　0~6 岁儿童健康检查人员为从事儿童健康管理工作的人员(含乡村医生),其应取得相应的执业资格,并接受过儿童保健专业技术培训,听力筛查和丹佛发育筛查测验(Denver development screen test,DDST)的筛查人员应取得相应证书。

3. 设备 开展儿童健康检查的医疗保健机构需配备以下设备:

①体重秤:体重测量应使用杠杆式体重秤或电子体重秤,最大称重为60kg,最小分度值为50g;②量床:<2岁儿童测量身长使用,最小分度值为0.1cm;③身高计:≥2岁儿童测量身高使用,最小分度值为0.1cm,应有抵墙装置;④软尺:最小分度值为0.1cm;⑤听力筛查工具:便携式听觉评估仪或筛查型耳声发射仪;⑥视力筛查工具:直径5cm左右色彩鲜艳的红球、国际标准视力表或标准对数视力表灯箱、指示杆、遮眼板;⑦其他设备:听诊器、聚光手电筒、消毒压舌板(有效期内使用)、儿童生长发育监测图(表)、诊床、发育筛查工具、必要的实验室检查设备。所有房屋设施和体检设备均须符合测试要求,定期检修,经国家认可的计量部门校准。

4. 注意事项

(1)按要求询问相关信息,认真完成测量、体格检查、疾病筛查和实验室检测。将检查结果完整、准确地填写在儿童保健记录本中。对体格生长、心理发育等进行正确评价,将小儿健康状况现场反馈家长。在检查结束后1~3个工作日内录入北京市妇幼保健网络信息系统。

(2)掌握正确的儿童生长发育监测和评价方法,特别是生长发育曲线的描绘和解释,早期发现生长发育偏离或异常情况。对筛查异常儿童要分别进行登记,建立专案管理记录,做好随访观察,结案后转入健康儿童管理。有转诊指征的儿童,应向家长合理解释情况,督促及时转诊,并追访就诊结果。

(3)对儿童营养、喂养、五官保健、心理行为发育、疾病和伤害预防提供有针对性的养育照护指导。指导家长使用《北京市母子健康手册》,学会应用生长发育监测图观察儿童的生长状况,做好家庭自我监测。

(4)动态掌握辖区应管理的适龄儿童情况。每日通过北京市妇幼保健网络信息系统查询本段应健康检查儿童,对未在规定时间健康检查的儿童,应在1~2天内联系家长,了解情况并督促家长尽快带儿童进行定期健康检查。加强与预防接种、托育机构及托幼机构(包括非正规园、社区办园点)等的联系,及时迁入外地或外段常住儿童,并安排以上儿童接受相应月龄段的健康检查。如果儿童居住地有变化,应在北京市妇幼保健网络信息系统及时进行儿童保健档案迁转操作,对迁出中儿童进行追访管理。确保儿童能够按时接受定期健康检查。

(5)就诊环境布置及就诊流程应便于先健康检查后预防接种,做好接种前定期健康检查查验工作。每次健康检查时间不应少于5~10分钟,结束后告知下次健康检查的时间。

(6)向儿童监护人宣讲国家政策和健康服务内容,传播专业知识和技能,使更多的儿童家长了解并愿意接受儿童定期健康检查服务。

## 二、问诊

在0~6岁儿童健康检查过程中,一个重要环节就是问诊与指导:主要了解儿童在两次健康检查期间的喂养方式、辅食添加情况、饮食行为及环境、睡眠、户外活动,以及两次健康检查期间的患病情况,并根据健康检查结果提供咨询指导。问诊是健康检查的重要环节,各年龄问诊重点不同。

婴儿期问诊内容:①喂养情况,包括喂养方式、喂养习惯、乳量是否充足,添加辅食的月龄、种类、数量、质地及进食情况,有无添加维生素D制剂;②体格及心理发育情况,包括出牙、抬头、坐、爬、站、走的时间,何时能笑、认人、讲单词,对周围人和物的反应,有无运动或感觉方面的障碍;③养育情况,包括睡眠、大小便、户外活动状况及习惯;④预防接种的种类和次数;⑤曾患过何种疾病尤其是传染病。

幼儿及学龄前期问诊内容:①喂养情况,包括家庭饮食习惯、喂养行为,有无挑食、偏食等不良习惯;②精神心理发育,包括大运动、精细运动、语言、情绪、自我意识、独立性等发育情况;③生活习惯的培养,如睡眠、体格锻炼、大小便控制能力、口腔卫生等;④预防接种完成情况;⑤曾患何种疾病尤其是传染病;⑥学龄前期儿童还需要询问卫生习惯,如早晚刷牙、饭后漱口、饭前便后洗手以及与其他小朋友的交往情况。

## (一) 喂养及饮食史

了解婴幼儿采取何种喂养方式,喂哺次数、喂哺量、乳量是否充足、大小便情况等;了解食物转换(辅食添加)情况(添加月龄、频次、种类、质地和进食量)、营养素补充剂添加情况等;了解幼儿及学龄前儿童的饮食行为习惯等。

### 1. 喂养方式

(1)纯母乳喂养:指婴儿只吃母乳,不加任何辅助食品和饮料及水,但允许在有医学指征的情况下,加喂药物、维生素和矿物质。母乳能满足6月龄内婴儿的营养需求,容易被消化吸收,含独有抗体,可增强婴儿免疫力、减少婴儿猝死症的发生、减少儿童期肥胖、减少罹患过敏性疾病、促进婴儿口腔发育、促进母体康复、增进母婴感情等,对家庭及社会均有益处。母乳喂养可以降低儿童的死亡率,它对健康带来的益处可以延续到成人期。建议婴儿应于生后1小时内开始母乳喂养,在此之前不应喂任何食物或饮料;婴儿生后最初6个月内应纯母乳喂养;婴儿6个月后应及时添加辅食,在添加辅食的基础上继续母乳喂养至2岁或2岁以上。

(2)混合喂养:指用母乳和其他乳类或代乳品同时喂养婴儿。

混合喂养有如下两种方法。一是补授法：6 月龄以内婴儿母乳不足时，保持母乳哺喂次数不变，每次先喂母乳，吸空乳房若婴儿未吃饱，可再补授其他乳类或代乳品。补授的乳汁量按照婴儿食欲及母乳分泌量而定，"缺多少补多少"。二是代授法：母亲乳量充足但因故不能按时哺喂时，可用其他乳类或代乳品代替母乳喂养。母亲仍需按时将乳汁挤出以保持泌乳，妥善保存并做好标记，温热后即可哺喂。6 个月以上婴儿母乳量不足或无法坚持母乳喂养时，可逐渐减少母乳喂养次数，用其他乳类或代乳品替代母乳。

（3）人工喂养：指婴儿不能母乳喂养的情况下完全用其他乳类或代乳品代替母乳来喂养 6 月龄以内的婴儿。母亲不能母乳喂养的常见原因有泌乳不足、回归工作等，还可能因为母亲患有活动性肺结核未经有效治疗、HIV 感染、梅毒、吸毒或接受放化疗等，或者婴儿自身有疾病如苯丙酮尿症等其他代谢病，需要特殊奶粉喂养。人工喂养应在婴儿清醒状态下，采用正确的姿势喂哺，喂养时婴儿的眼睛尽量能与父母（或喂养者）对视。选用适宜的奶嘴和奶瓶，奶液温度应适当，奶瓶应清洁，喂哺时奶瓶的位置与婴儿下颌成 45°，避免压迫颌骨。奶液宜即冲即食，不宜用微波炉热奶，以避免奶液受热不均或过烫。人工喂养不利于母亲尽早下奶；婴儿容易罹患腹泻、呼吸道、耳部及其他部位感染，容易发生过敏，如湿疹及哮喘；干扰亲子关系建立。人工喂养与母乳喂养并不冲突，可以混合进行，也可以单独进行。

2. 食物转换　随着生长发育的逐渐成熟，单纯乳类喂养不能完全满足 6 月龄后婴儿生长发育的需求，婴儿需要由纯乳类的液体食物向固体食物逐渐转换（表 2-2-1）。儿童营养需求包括营养素、营养行为和营养环境三个方面，婴幼儿喂养过程的液体食物喂养阶段、泥糊状食物引入阶段和固体食物进食阶段中，不仅要考虑营养素摄入，也应考虑喂养或进食行为，以及饮食环境，使婴幼儿在获得充足和均衡的营养素摄入的同时，养成良好的饮食习惯。在资源缺乏、日常饮食无法满足婴儿营养需要时,可使用营养素补充剂或以大豆、谷类为基质的高密度营养素强化食品。

（1）月龄：建议开始引入非乳类泥糊状食物的月龄为 6 月龄,不早于 4 月龄。此时婴儿每次摄入奶量稳定,约 180ml/ 次,生长发育良好,能保持姿势稳定,控制躯干运动,提示婴儿已具备接受其他食物的消化能力。同时,6 月龄起逐渐减少夜间哺乳。

（2）种类及质地：建议在母乳喂养的基础上,每日要吃 7 类辅食［包括谷薯类、豆类及坚果类、动物性食物（鱼、禽、肉及内脏）、蛋、含维生素 A 丰富的蔬果、其他蔬果、奶类及奶制品］中至少 4 类,每日都要吃一些动物来源食物、谷薯类和蔬菜水果,以当地常见的应季食物为基础,注意食物的营养密度、清洁卫生和制作方法的多样性。

1）6 月龄：尝试进食不易致敏的泥糊状食物,应用勺喂养,食物挂勺不掉。

2）7~9 月龄：逐渐引入捣烂或煮烂的末状家庭食物,到条状或指状的食物,训练咀嚼功能,尝试用杯喝奶。

3）10~12 月龄：细碎的丁块状或指状食物,学习自己用勺进食,用杯喝奶。增加婴儿进食兴趣,促进手眼协调和独立进食能力的培养。

表 2-2-1　婴儿食物转换方法

| 项目 | 6 月龄 | 7~9 月龄 | 10~12 月龄 |
|---|---|---|---|
| 食物性状 | 泥状食物 | 末状食物 | 碎状、丁块状、指状食物 |
| 餐次 | 尝试,逐渐增加至 1 餐 | 每日母乳喂养 4~6 次,辅食喂养 2~3 次 | 每日哺乳 3~4 次,辅食喂养 2~3 次 |

续表

| 项目 | 6月龄 | 7~9月龄 | 10~12月龄 |
|------|-------|---------|-----------|
| 乳类 | 纯母乳、部分母乳或配方奶;定时(3~4小时)哺乳,5~6次/d,奶量800~1 000ml/d;逐渐减少夜间哺乳 | 每日保持600ml以上的奶量,不能母乳喂养或母乳不足时,需要以配方奶作为母乳的补充 | 每日保持600ml的奶量,不能母乳喂养或母乳不足时,需要以配方奶作为母乳的补充 |
| 谷类 | 选择强化铁的米粉,用水或奶调配;开始少量(1勺)尝试,逐渐增加到每日1餐 | 强化铁的米粉、稠粥或面条,每日30~50g,根据婴儿需要而定 | 软饭或面食,每日50~75g,根据婴儿需要而定 |
| 蔬菜水果类 | 开始尝试蔬菜泥(瓜类、根茎类、豆荚类)1~2勺,然后尝试水果泥1~2勺,每日2次 | 根据婴儿需要而定 | 根据婴儿需要而定 |
| 肉类 | 尝试添加 | 开始添加肉泥、肝泥、动物血等动物性食品,逐渐达到50g肉禽鱼类食物;如婴儿蛋类过敏,在回避的同时应再增加肉类30g | 50g肉禽鱼类食物 |
| 蛋类 | 暂不添加 | 开始添加蛋黄,每日自1/4个逐渐增加至1个(如果蛋黄适应良好可尝试蛋白) | 1个鸡蛋 |
| 喂养技术 | 用勺喂食 | 可坐在一把高椅子上与成人共进餐,开始学习用手自我喂食。可让婴儿手拿条状或指状食物,学习咀嚼 | 学习自己用勺进食;用杯子喝奶;每日和成人同桌进餐1~2次 |

（3）食物转换方法：婴儿食物转换期是对其他食物逐渐习惯的过程，引入的食物应由少到多，由 1~2 勺到数勺，直至一餐；引入食物应由一种到多种，婴儿接受一种新食物一般需尝试 8~10 次，3~5 日，至婴儿习惯该种口味后再换另一种，以刺激味觉的发育。单一食物逐次引入的方法可帮助及时了解婴儿是否出现食物过敏及确定变应原。引入食物从细到粗，帮助婴儿学习咀嚼，增加食物的能量密度；从软到硬，促进牙齿萌出和咀嚼功能形成。可在进食后再饮奶，自然形成一餐代替一顿奶，引入的食物不应影响总奶量；保持食物原味，不需要额外加糖、盐及各种调味品；不食用蜂蜜水或糖水，尽量不喝果汁。在食物转换过程中，婴儿进食的食物质地和种类逐渐接近成人食物，随着孩子的主动参与进食，其进食技能亦逐渐成熟。

3. 早产 / 低出生体重儿出院后喂养　出生体重<2 000g、出生后病情危重或并发症多、完全肠外营养>4 周及体重增长缓慢的早产 / 低出生体重儿，出院后需到有诊治条件的医疗保健机构定期随访，在专科医生的指导下进行强化母乳、早产儿配方奶或早产儿出院后配方奶喂养。出生体重 ≥ 2 000g，且无以上高危因素的早产 / 低出生体重儿，出院后仍首选纯母乳喂养，仅在母乳不足或无母乳时考虑应用婴儿配方奶。乳母的饮食和营养均衡对早产 / 低出生体重儿尤为重要。早产 / 低出生体重儿引入其他食物的年龄有个体差异，与其发育成熟水平有关。胎龄小的早产 / 低出生体重儿引入时间相对较晚，一般不宜早于矫正月龄 4 月龄，不迟于矫正月龄 6 月龄。

4. 幼儿及学龄前儿童　幼儿的乳牙正在陆续萌出，尚未出齐，胃肠消化吸收功能仍较年长儿及成人差，其饮食正从乳类为主转变为以粮食（谷类）为主，加鱼、肉、蔬菜、油等混合饮食，从流质、半流质转变为半固体、固体食物。学龄前儿童膳食已基本和成人接近。膳食应营养平衡、品种多样、荤素搭配、粗细交替，培养良好饮食习惯,避免挑食、偏食和多吃零食。

（二）生长发育史

询问儿童既往体格生长、心理行为发育情况。常用的生长发育指标包括体重和身长（高）以及增长情况、前囟闭合及乳牙萌出的时间等。询问发育过程中何时抬头、会笑、独坐、走路,何时会叫爸爸、妈妈等。儿童的生长发育遵循由上到下、由近到远、由粗到细、由低级到高级、由简单到复杂的规律。

1. 体格生长　儿童的生长和发育二者密不可分,与遗传、社会条件、气候、地理、营养、疾病等有密切关系。儿童虽然出现不同的生长模式,但总的生长发育规律十分相似,认识其总的规律性有助于正确评价儿童生长发育状况（表 2-2-2）。

（1）体格生长的连续性和阶段性:生长发育在整个儿童时期不断进行,体重增加的速度与年龄有关,但各年龄段生长发育速度不同,存在婴儿期和青春期两个生长高峰。例如,正常足月婴儿出生后第 1 个月体重增加可达 1~1.7kg,生后前 3 个月体重的增加值约等于后 9 个月内体重的增加值,1 岁以后的平均体重按公式[（年龄 ×2）+8]计算。体重增加的速度并不均匀,前半年增加迟缓的小儿,后半年可迅速增重,2 岁以内存在追赶性生长。出生时的身长约50cm,1 岁时身长约 75cm,2 岁时身长约 87cm,2 岁以后身高每年增加 6~7cm,身高可依的公式[（年龄 ×5）+80]推算。儿童体重的增长为非等速增加,进行评价时应以个体儿童自己的体重变化为依据。

表 2-2-2　儿童体格生长规律

| 年龄 | 体重 /kg | 身长 /cm | 头围 /cm | 胸围 /cm |
|---|---|---|---|---|
| 足月新生儿 | 3.2~3.3 | 50 | 33~34 | 32 |
| 1 岁 | 10（约为出生时 3 倍） | 75 | 46 | 胸围与头围基本相等 |
| 2 岁 | 12.5~13.5（约为出生时 4 倍） | 87 | 48 | 2 岁以后胸围超过头围 |

(2)头与身长(高)比例具有一定规律:体格生长的头尾规律体现在身长(高)与头长的比例依年龄而不同,年龄越小,肢体比躯干越短,而头长相对较大,如出生时身长(高)约4倍于头长,成人后约8倍于头长。全身的中点随身长(高)的增加而向下移动,出生时中点在脐上,2岁时在脐下,6岁时移至下腹,约在脐与耻骨联合处连线中点处。

(3)各系统的发育速度不相同:各系统的发育速度与儿童不同年龄阶段的生理功能有关。神经系统和淋巴系统先快后慢,神经系统在生后2年内发育较快,淋巴系统在儿童期迅速生长,青春期前达高峰,以后逐渐下降。生殖系统的发育先慢后快,青春期才迅速发育。其他系统如心、肝、肾、肌肉的发育基本与体格生长相平行。

(4)生长发育的个体差异:儿童生长发育虽然有一定的规律,但在一定的范围内受到遗传和环境的影响。每个儿童有自己的生长轨迹,不会完全相同。因此,儿童的生长发育水平有一定的正常范围,所谓的"正常值"不是绝对的,评价时必须考虑个体的不同影响因素。

2. 心理行为发育 儿童神经心理的正常发育与体格生长同等重要。儿童神经心理发育包括感知觉、动作、语言、认知、情绪、个体和社会性等方面,以神经系统尤其是脑的发育和成熟为物质基础。婴幼儿神经心理发育大量地反映为日常的行为,此时期的发育又称心理行为发育。其发育水平表现在感知、运动、语言和心理过程等各种能力及性格方面,可以通过心理测查问卷进行发育测试或发育评估。儿童心理行为发育异常很常见,影响儿童身心健康,如吮拇指癖、咬指甲癖、遗尿症、注意缺陷多动障碍、孤独症谱系障碍、抽动障碍、睡眠障碍等。儿童的心理行为发育与体格发育相互影响、相互促进,保健医生应定期了解儿童心理行为发育情况,及时发现发育偏离儿童。

（三）过敏史

认真询问儿童食物、药物等过敏情况并详细记录。

1. 食物过敏　不同种族、地域和不同年龄的儿童的食物过敏患病率不同,保健医生应正确认识和管理儿童食物过敏。食物过敏诊断首先应结合患儿详尽的病史,继而寻找过敏原致敏的证据,大多数情况下可凭此作出相应的判断,明确病症是否由食物过敏所致。牛乳是儿童最常见的过敏食物,以 1 岁以内婴儿多见,随着年龄增长,食物过敏症的发病率明显下降,有食物过敏的患儿常伴有支气管哮喘。其他容易致敏的食物还包括鸡蛋、大豆、花生等。目前认为麸质也易引起过敏,它存在于小麦、大麦和燕麦中。过敏与遗传有关,临床表现严重程度与食物中变应原强弱和宿主易感性有关。

合理饮食回避是食物过敏治疗的最主要方法,母乳喂养婴儿的母亲需有针对性避免食用婴儿过敏食物。长期进行饮食回避的食物过敏患儿应进行营养咨询,并在专科医生和营养师的指导下进行饮食替代确保营养素的摄入。患儿在避食过程中,要同时避免进食交叉反应性食物,需警惕过敏原无意暴露导致的严重过敏反应发生。食物过敏缓解的时间因过敏食物种类不同而有所不同,牛奶、鸡蛋、大豆、小麦等的过敏随着年龄增长会出现一定程度的耐受,甚至完全耐受,而花生、坚果类过敏往往持续到成人。对于过敏预防,全母乳喂养、适度水解蛋白、益生菌和益生元、维生素 D 等均无足够证据支持其有助于预防食物过敏。

2. 药物过敏　小儿用药后一旦出现过敏反应,首先应停药,同时给予脱敏治疗,如应用苯海拉明、异丙嗪、马来酸氯苯那敏、葡萄糖酸钙等。发生全身性过敏反应时,患儿应平卧,松开衣扣,头偏向一侧,注意血压的变化,清除口、鼻内的分泌物,保持呼吸道畅通,并尽快送往医院。

（四）患病情况

询问两次健康检查之间患病情况,如罹患呼吸道或消化道疾病时间及治疗结果。

## 三、体格检查

体格检查内容包括基本检查和全身检查。基本检查包括呼吸、脉搏、身长(高)、体重、头围等,所有儿童均应测量呼吸、脉搏、身长(高)、体重,1岁以内增加头围测量;全身检查包括一般情况检查、皮肤、淋巴结、头颈部、五官、胸腹部、外生殖器、脊柱四肢、神经系统及实验室检查等。体格检查时应注意以下事项:

1. 询问病史时就应该开始和儿童建立良好的关系。微笑、呼小儿名字或小名,用表扬语言鼓励小儿,或用手轻轻抚摸可以使其消除紧张心理。也可用听诊器或其他玩具逗小儿玩耍以消除或减少恐惧,取得小儿的信任和合作。同时观察小儿精神状态、对外界的反应及智力情况。

2. 检查时小儿尽量与亲人在一起,婴幼儿可坐或躺在家长怀里检查,检查者顺应小儿体位。

3. 检查的顺序可根据小儿当时情况灵活掌握。由于婴幼儿注意力集中时间短,因此体格检查时特别注意以下要点:安静时先进行心肺听诊(检查心率、呼吸频率)和腹部触诊等易受哭闹影响的项目,一般在小儿开始接受检查时进行;容易观察的部位随时可查,如四肢、躯干、骨骼、全身浅表淋巴结等;对小儿有刺激而小儿不易接受的部位最后查,如口腔、咽部等,有疼痛的部位也应最后检查。

4. 检查时应态度和蔼,动作轻柔,冬天时双手及所用听诊器胸件要温暖。检查过程中既要全面仔细,又要注意保暖,不要过多暴露身体部位以免着凉。对年长儿还要照顾他们的害羞心理和自尊心。

5. 小儿免疫功能差,为防止交叉感染,检查时检查者佩戴口罩,清洗双手,使用一次性或消毒压舌板;检查者的工作衣和听诊器要勤消毒。保持适宜的室内温度；不留长指甲，不涂指甲，不佩戴戒指、手镯、手表等附属物，规范操作，注意医疗安全，避免伤害隐患。

（一）呼吸、脉搏

应在小儿安静时进行。小儿呼吸频率可通过听诊或观察腹部起伏而得，测量 1 分钟呼吸频率。对年长儿一般选择较浅的动脉（如桡动脉）检查脉搏，婴幼儿可检查股动脉或通过心脏听诊来检测。各年龄组小儿呼吸、脉搏正常值见表 2-2-3。

表 2-2-3　各年龄小儿呼吸、脉搏

| 年龄 | 呼吸 /(次·min⁻¹) | 脉搏 /(次·min⁻¹) | 呼吸：脉搏 |
|---|---|---|---|
| 新生儿 | 40~45 | 120~140 | 1：3 |
| <1 岁 | 30~40 | 110~130 | 1：3~1：4 |
| 1~3 岁 | 25~30 | 100~120 | 1：3~1：4 |
| 4~7 岁 | 20~25 | 80~100 | 1：4 |
| 8~14 岁 | 18~20 | 70~90 | 1：5 |

（二）身长（高）

身长（高）指头部、脊柱与下肢长度的总和，受遗传、内分泌、宫内生长水平的影响较明显，短期的疾病与营养波动不易影响身长（高）的生长。

1. 测量前准备　<2 岁儿童测量身长，≥2 岁儿童测量身高。儿童测量身长（高）前应脱去外衣、鞋、袜、帽。

ER-2-2-1

0~6 岁儿童体格检查——身长（高）测量操作演示（视频）

2. 测量方法

测量身长时，儿童仰卧于量床中央，助手将头扶正，头顶接触头板，两耳在同一水平。测量者立于儿童右侧，左手握住儿童两膝使腿伸直，右手移动足板使其接触双脚跟部，注意量床两侧的读数应保持一致，然后读数。儿童身长记录以厘米（cm）为单位，至小数点后 1 位。

测量身高时,应取立位,两眼直视正前方,胸部挺起,两臂自然下垂,脚跟并拢,脚尖分开约 60°,脚跟、臀部与两肩胛间三点同时接触立柱,头部保持正中位置,使测量板与头顶点接触,读测量板垂直交于立柱上刻度的数字,视线应与立柱上刻度的数字平行。儿童身高记录以厘米(cm)为单位,至小数点后 1 位。

### (三)体重

体重易于准确测量,是反映儿童生长与营养状况最常用的指标。

1. 测量前准备  每次测量体重前需校正体重秤零点。儿童脱去外衣、鞋、袜、帽,排空大小便,婴儿去掉尿布。冬季注意保持室内温暖,让儿童仅穿单衣裤,准确称量并除去衣服重量。

ER-2-2-2

0~6 岁儿童体格检查——体重测量操作演示(视频)

2. 测量方法  测量时儿童不能接触其他物体。使用杠杆式体重秤进行测量时,放置的砝码应接近儿童体重,并迅速调整游锤,使杠杆呈正中水平,将砝码及游锤所示读数相加;使用电子体重秤称重时,待数据稳定后读数。记录时需除去衣服重量。体重记录以千克(kg)为单位,至小数点后 2 位。

### (四)头围

反映脑和颅骨的发育程度,头围大小与双亲的头围有关,头围小于 $\overline{X}-2S$ 常提示有脑发育不良的可能,小于均值 $-3S$ 常提示脑发育不良;头围增长过速往往提示脑积水。

1 岁以内儿童应测量头围,取坐位或仰卧位,测量者位于儿童右侧或前方,用左手拇指将软尺零点固定于头部右侧眉弓上缘处,经枕外隆凸及左侧眉弓上缘回至零点,使软尺紧贴头皮,女童应松开发辫。儿童头围记录以厘米(cm)为单位,至小数点后 1 位。

### （五）体格生长评价

正确评价儿童生长发育状况，及早发现问题，给予适当的指导与干预，对促进儿童的健康生长十分重要。必须注意采用准确的测量用具及统一的测量方法，定期纵向观察，同时有可用的参考人群值。通过健康检查筛选出营养不良儿童，进行重点管理。

0~6岁儿童体格检查——体格生长评价操作演示（视频）

1. **评价指标**　包括体重/年龄、身长（高）/年龄、头围/年龄、体重/身长（高）和BMI/年龄。

2. **评价方法**　包括数据表法和曲线图法。

（1）数据表法

1）离差法（标准差法）：正常儿童生长发育状况多呈正态分布，以中位数（M）为基值加减标准差（S）来评价体格生长，要求采用五等级划分法（表2-2-4）。该方法简单易行，能对儿童体型和生长动态进行评估。

表2-2-4　等级划分法

| 等级 | $<M-2S$ | $M-2S{\sim}M-1S$ | $M\pm1S$ | $M+1S{\sim}M+2S$ | $>M+2S$ |
|---|---|---|---|---|---|
| 五等级 | 下 | 中下 | 中 | 中上 | 上 |

2）百分位数法：百分位数（Px）指将一组数据从小到大排序，对应于x%位置的值称Px。当测量值呈偏态分布时，百分位数法能更准确地反映所测数值的分布情况。当变量呈正态分布时，百分位数法与离差法两者数值接近。将参照人群的第50百分位数（$P_{50}$）为基准值，第3百分位数值相当于离差法的中位数减2个标准差，第97百分位数值相当于离差法的中位数加2个标准差。该方法数值分布更细致，准确性更高。

（2）曲线图法：以儿童的年龄或身长（高）为横坐标，以生长指标为纵坐标，绘制成曲线图，从而能直观、快速准确地了解儿童的生长情况，通过追踪观察可以清楚地看到生长趋势有无偏离现象,并能计算生长速度,便于及早寻找原因及采取干预措施。描绘方法:以横坐标的年龄或身长(高)点做一与横坐标垂直的线,再以纵坐标的体重、身长(高)、头围测量值或 BMI 值为点作与纵坐标垂直的线,两线相交点即为该年龄儿童体重、身长(高)、头围、BMI 在曲线图的位置或水平,将连续多个体重、身长(高)、头围、BMI 的描绘点连线即获得该儿童体重、身长(高)、头围、BMI 生长轨迹或趋势。

3. 评价内容 包括生长水平、生长速度和匀称度。

(1)生长水平:指儿童在同年龄同性别人群中所处的位置,为该儿童生长的现况水平,适用于所有单项体格生长指标,如体重、身长(高)、头围等,可用于个体或群体儿童的评价(表 2-2-5)。早产儿体格生长有一允许"落后"的年龄范围,即此年龄后应"追上"正常足月儿的生长。

(2)生长速度:指对某一单项体格生长指标定期连续测量(纵向观察),将获得的该项指标的某一年龄段的增长值与参照人群值比较,得到该儿童该项体格生长指标在此段时间的生长速度是正常增长、增长不良或增长过速。生长速度最能反映个体儿童的生长轨迹和趋势,体现生长的个体差异。

1)正常增长:与参照曲线相比,儿童的自身生长曲线与参照曲线平行上升即为正常增长。

2)增长不良:与参照曲线相比,儿童的自身生长曲线上升缓慢(增长不足:增长值为正数,但低于参照速度标准)、持平(不增:增长值为零)或下降(增长值为负数)。

3)增长过速:与参照曲线相比,儿童的自身生长曲线上升迅速(增长速度超过参照速度标准)。

(3)匀称度:是对体格生长指标之间关系的评价(表 2-2-5),反映体型和身材的匀称程度。如体重/身长(高)表示一定身长(高)的相应体重增长范围,间接反映身体的密度和充实度。

表2-2-5　生长水平和匀称度的评价

| 指标 | 测量值 | | 评价 |
| --- | --- | --- | --- |
| | 百分位法 | 标准差法 | |
| 体重/年龄 | $<P_3$ | $<M-2S$ | 低体重 |
| 身长（高）/年龄 | $<P_3$ | $<M-2S$ | 生长迟缓 |
| 体重/身长（高） | $<P_3$ | $<M-2S$ | 消瘦 |
| | $P_{85}\sim P_{97}$ | $M+1S\sim M+2S$ | 超重 |
| | $>P_{97}$ | $\geqslant M+2S$ | 肥胖 |
| 头围/年龄 | $<P_3$ | $<M-2S$ | 过小 |
| | $>P_{97}$ | $>M+2S$ | 过大 |

（六）一般情况检查

询问病史过程中,留心观察小儿精神状态、营养发育情况、面部表情、对周围事物的反应、体位、步态及其语言能力等。

（七）皮肤

应在自然光线下仔细观察身体各部位皮肤的颜色,有无黄染、苍白、发绀（口唇、指/趾甲床）、皮疹、出血点、瘀斑、血管瘤,颈部、腋下、腹股沟部、臀部等皮肤皱褶处有无潮红或糜烂。

（八）淋巴结

全身浅表淋巴结的大小、个数、质地、活动度、有无粘连和/或压痛等。颈部、耳后、枕部、腹股沟等部位尤其要认真检查,正常情况下,这些部位可以触及单个质软的黄豆大小的淋巴结,活动,无压痛。

（九）头颈部

检查头颅有无异常,6月龄内婴儿有无方颅、颅骨软化;检查婴幼儿前囟大小、张力及闭合情况;颅缝,有无特殊面容。前囟大小个体差异比较大,范围0.6~3.6cm,出生后数月随着头围增大而变大,6个月后逐渐缩小,一般至出生后12~18个月闭合,个别儿童推迟到 2 岁。出生时摸不到前囟,要注意是否有颅骨畸形。囟门早闭见于小头畸形,囟门迟闭要注意是否维生素 D 缺乏性佝偻病、脑积水、先天性甲状腺功能减退症。前囟饱满见于颅内压增高,凹陷见于严重脱水及营养不良。颈部检查时儿童应处于平静、自然的状态,儿童取坐位(新生儿可仰卧位),充分暴露儿童颈部,检查者应注意手卫生,手法应轻柔。

1. 视诊 查看儿童颈部皮肤有无蜘蛛痣、疖、痈、结核等感染及其他局限或广泛性病变,如瘘管、神经性皮炎等。观察儿童颈部是否直立、左右两侧是否对称;颈部有无静脉明显充盈、怒张或搏动(正常儿童立位或坐位时,颈外静脉常不显露,平卧时可稍见充盈,充盈的水平仅限于锁骨上缘至下颌角距离的下 2/3 以内)。

2. 触诊 正常儿童气管位于颈前正中部。检查时医生将示指与环指分别置于儿童两侧胸锁关节上,然后将中指置于气管之上,观察中指是否在示指与环指中间,判断气管有无偏移。轻触儿童颈部有无包块,颈部淋巴结大小、活动度及有无触痛(如有包块,应注意其部位、数目、大小、质地、活动度、与邻近器官的关系和有无压痛等特点)。双手托扶住儿童头部,轻轻转动时,儿童头部应屈伸、转动自如。将儿童头偏向一侧,可见胸锁乳突肌突起。查看有无斜颈,先天性斜颈的儿童其胸锁乳突肌呈粗短状,如两侧胸锁乳突肌差别不明显,可将儿童头位复正,则病侧胸锁乳突肌的胸骨端呈隆起状;斜颈还可见于颈肌外伤。轻轻触诊颈部甲状腺(甲状腺位于甲状软骨下方和两侧)大小是否正常、两侧是否对称。正常甲状腺表面光滑、柔软、不易触及;如能触及肿大的甲状腺,可在儿童母乳喂养或进食有吞咽动作时,触诊是否随吞咽动作而向上移动。甲状腺肿大可分三度:不能看出肿大但能触及者,为Ⅰ度;能看到肿大又能触及,但在胸锁乳突肌以内者,为Ⅱ度;超过胸锁乳突肌外缘者,为Ⅲ度。双手轻轻沿锁骨外形触摸有无锁骨骨折。

3. 听诊 将听诊器置于儿童颈部。如发现异常杂音,应注意其部位、强度、性质、音调、传播方向和出现时间等。

（十）眼

进行眼外观检查,满月访视时增加光照反应检查,4 岁及以上儿童增加视力检查,有条件的地区可增加与儿童年龄相应的其他眼部疾病筛查和视力评估:3 月龄婴儿进行瞬目反射检查和红球试验,以评估婴儿的近距离视力和注视能力;6 月龄婴儿进行视物行为观察和眼位检查(角膜映光法及遮盖试验);1~3 岁儿童进行眼球运动检查,以评估儿童有无视力障碍和眼位异常。

1. 眼外观 观察儿童双眼外观是否正常,有无畸形,双眼球大小是否对称。眼睑有无缺损或上睑下垂,不能闭目;有无红肿或肿物,眼睑有无内、外翻。有无倒睫、持续流泪或脓性分泌物。检查睑结膜有无充血、颗粒、滤泡、苍白等异常。观察角膜是否透明、双侧对称,有无溃疡、白斑等异常。双眼瞳孔是否居中、形圆、双侧对称、大小相等,瞳孔区是否发白。巩膜有无黄染。

0~6 岁儿童体格检查——眼部检查操作演示(视频)

2. 光照反应 检查者将手电灯快速移至婴儿眼前照亮瞳孔区,重复多次,两眼分别进行。婴儿出现反射性闭目动作为正常。

3. 瞬目反射 婴儿取顺光方向,检查者以手或大物体在婴儿眼前快速移动,不接触到婴儿。婴儿立刻出现反射性防御性的眨眼动作为正常。如 3 月龄未能完成,6 月龄继续此项检查。

4. 红球试验 用直径 5cm 左右色彩鲜艳的红球在婴儿眼前 20~33cm 距离缓慢移动,可以重复检查 2~3 次。婴儿出现短暂寻找或追随注视红球的表现为正常。如 3 月龄未能完成,6 月龄继续此项检查。

5. 视物行为观察　询问家长儿童在视物时是否有异常的行为表现,例如不会与家人对视或对外界反应差、对前方障碍避让迟缓、暗处行走困难、视物明显歪头或距离近、畏光或眯眼、眼球震颤等。

6. 眼位检查(角膜映光法及遮盖试验)　6月龄时进行,用于筛查儿童是否存在斜视及斜视类型。

角膜映光法:将手电灯放至儿童眼正前方33cm处,吸引儿童注视光源,观察儿童双眼角膜上,映光点的位置,正常儿童双眼注视光源时,瞳孔中心各有反光点。

遮盖试验:分为交替遮盖试验和遮盖-去遮盖试验。检查姿势同角膜映光法,交替遮盖试验时,用遮眼板或手遮盖儿童一侧眼,2~3秒后迅速移至另一侧眼,反复交替遮盖双眼数次,观察去掉遮盖的眼球有无水平或上下的移动,正常儿童分别遮盖左右眼时没有明显的眼球移动;遮盖-去遮盖试验时,用遮眼板或手遮盖一侧眼,观察遮盖前后两眼的运动,若无运动说明眼位正常。

7. 眼球运动检查　自儿童正前方,分别向上、下、左、右慢速移动手电灯。正常儿童两眼注视光源时,两眼能够同时同方向平稳移动,反光点保持在两眼瞳孔中央。

8. 红光反射检查　评估瞳孔区视轴上是否存在混浊或占位性病变。采用直接检眼镜,在半暗室内,检查距离约50cm,检眼镜屈光度调至0,照射光斑调至大光斑。在婴儿清醒状态,将光斑同时照射双眼,观察双眼瞳孔区的红色反光。正常应为双眼对称一致的明亮红色反光。若双眼反光亮度不一致、红光反射消失、暗淡或出现黑斑为异常。

9. 单眼遮盖厌恶试验　评估儿童双眼视力是否存在较大差距。用遮眼板分别遮挡儿童双眼,观察儿童行为反应是否一致。双眼视力对称的儿童,分别遮挡双眼时的反应等同;若一眼对遮挡明显抗拒而另一眼不抗拒,提示双眼视力差距较大。

10. 屈光筛查　采用屈光筛查仪,开展眼球屈光度筛查,了解幼儿眼球屈光状态,监测远视储备量,早期发现远视、近视、散光、屈光参差、远视储备量不足和弱视等危险因素。若屈光筛查结果异常,但低于高度屈光不正及屈光参差转诊指征,应半年后再次复查。

11. 视力检查　采用国际标准视力表或对数视力表检查儿童视力,检测距离为 5m,视力表照度为 500lx,视力表 1.0 行高度为儿童眼睛高度。检查时,一眼遮挡,但勿压迫眼球,按照先右后左顺序,单眼进行检查。自上而下辨认视标,直到不能辨认的一行时为止,以能辨认出半数及半数以上视标的一行记录为儿童的视力。对 4 岁视力 ≤ 0.6、5 岁及以上视力 ≤ 0.8 的视力低常儿童,或两眼视力相差两行及以上的儿童,都应当在 2 周~1 个月复查 1 次。

(十一)耳

听力筛查时间:6~11 月龄 1 次,1~6 岁每年 1 次,对于新生儿听力筛查未通过以及有听力损失高危因素的 0~3 岁儿童,要求每半年 1 次。

ER-2-2-5

0~6 岁儿童体格检查——耳部检查操作演示(视频)

新生儿及婴幼儿听力损失高危因素:①新生儿重症监护病房(NICU)住院超过 5 天;②儿童期永久性听力障碍家族史;③巨细胞病毒、风疹病毒、疱疹病毒、梅毒或弓形体病等引起的宫内感染;④颅面形态畸形,包括耳廓和耳道畸形等;⑤出生体重低于 1 500g;⑥高胆红素血症达到换血要求;⑦病毒性或细菌性脑膜炎;⑧新生儿窒息(Apgar 评分 1 分钟 0~4 分或 5 分钟 0~6 分);⑨早产儿呼吸窘迫综合征;⑩体外膜肺氧合;⑪ 机械通气超过 48 小时;⑫ 母亲孕期曾使用过耳毒性药物或袢利尿剂,或滥用药物和酒精;⑬ 临床上存在或怀疑有与听力障碍有关的综合征或遗传病；⑭头颅外伤；⑮反复发作或持续分泌性中耳炎发病3个月以上；⑯使用耳毒性药物史；⑰感染性疾病史，包括麻疹、腮腺炎等。

听力筛查前先观察有无外耳道畸形，外耳道是否通畅，有无耵聍阻塞、异常分泌物、外耳湿疹、局部红肿及外耳牵拉痛等，如有异常，须经耳科专业处理后再测查。筛查室应安静、单独使用；室内要求陈设简单，周围墙壁无镜子；远离电梯、超声等辐射干扰；室内本底噪声≤45dB，必要时做隔音处理。选用符合北京市儿童听力筛查设备技术参数要求的便携式听觉评估仪进行筛查，有条件的基层医疗卫生机构可优先采用筛查型耳声发射仪对高危儿童进行听力筛查，各参数指标见表2-2-6。

表2-2-6　听力筛查设备参数指标要求

| 听力筛查设备 | 参数指标 |
| --- | --- |
| 便携式听觉评估仪 | 1. 测试音　设有纯音和啭音信号，可满足耳机和声场测听要求<br>2. 给声途径　插入式耳机和扬声器，能够满足单耳或双耳听力测试<br>3. 频响范围　0.5、1.0、2.0、4.0kHz<br>4. 声音强度　①插入耳机25~110dB HL；②扬声器（用于声场测听）20~100dB HL/SPL；③每5dB一挡；④声场测听可依据实际需要进行听力级（HL）和声压级（SPL）的转换<br>5. 参考技术标准　《声学插入式耳机纯音基准等效阈声压级》（GB/T 16402—1996）<br>6. 校准要求　每年需要经国家认可的计量部门标定；校准参数主要包括频率准确度、听力级控制器准确度、谐波失真、气导测听的基准等效听阈声压级（RETSPL）等 |

续表

| 听力筛查设备 | 参数指标 |
| --- | --- |
| 筛查型耳声发射仪 | 1. 瞬态声诱发耳声发射（TEOAE）<br>刺激声：短声（click）<br>刺激强度：0~85dB pe SPL（峰值等效声压级）之间<br>扫描时间：20ms<br>信号延迟：可调<br>信号叠加：50~260 次<br>2. 畸变产物耳声发射（DPOAE）<br>刺激声：两个连续纯音 $f_1$ 和 $f_2$<br>刺激声强度：$L_1$ 较 $L_2$ 高 10~15dB<br>（$L_1$=65dB SPL，$L_2$=55/50dB SPL）<br>频率 比：$f_2/f_1$=1.1~1.5（应 至 少 设 0.8、1、1.5、2、3、<br>4kHz 6 个测试频率点） |

　　筛查前先调校好听觉评估仪，保证仪器处于正常工作状态。筛查中首选插入式耳机给声模式，可分别评估左耳和右耳听力状况。对无法配合的小龄儿童可选择扬声器给声，这时筛查结果仅代表较好一耳的听力水平。各年龄段具体筛查方法如下：

　　1. 6~11 月龄　将听觉评估仪调至啭音，选择频率 2kHz，声音强度 60dB HL 的声音作为刺激声。婴儿可由母亲抱在怀里或抱坐在膝上，检查者立于小儿身侧，一手拿玩具适当吸引小儿，另一手持听觉评估仪避开小儿的视线，在一侧耳侧后方给声，观察给声后小儿的听觉反应。如听见声音后小儿眼睛或头转向声源，或停下原有动作安静下来专注倾听，视为正常的听觉反应出现。前后 3 次测试中有 2 次出现听觉反应即视为听力筛查通过。测试中耳后给声距离以评估自带说明所要求的距离为准。

　　2. 1 岁 ~2 岁 11 月龄　分别选择 2kHz 和 4kHz，声音强度 55dB HL 的啭音作为刺激声，测试方法及通过标准与 6~11 月龄相同，2 个频率分别测试 3 次，其中 2 次给声后均有反应即为筛查通过。2 岁以上稍大幼儿可先尝试佩戴耳机左右耳分别给声

(哞音变纯音,其他不变)。

3. 3~6岁 该年龄段儿童一般采用游戏测听法(如听声移物)进行听力筛查。为便于交流,测试者与儿童并排而坐。测试者手持的听觉评估仪置于儿童视野以外。测试前在儿童面前放置插入式玩具,示范性地示意其听到声音就插入一个珠子,确定儿童理解游戏方式并能配合完成。选择插入式耳机进行听力筛查,测试音为纯音,给声强度为40dB HL,依次测试1kHz、2kHz、4kHz,每个频率分别测试3次,其中2次给声后有反应即为该侧耳该频率通过,左右耳所有频率均通过视为本次听力筛查通过。也可采用请被试儿童听见声音后举手示意的方式进行测听。在"0~6岁儿童定期体检记录"的听力筛查栏中画"√"表示通过,"×"表示未通过。3岁以下采用扬声器给声测试时"通过"记录为"√/√","未通过"记录为"×/×"。3岁以上耳机给声测试时注意左耳结果记录在前,右耳在后,中间以"/"隔开,如"左耳通过,右耳未通过"记为"√/×"。

**(十二) 鼻**

外观有无异常,有无鼻翼扇动、鼻腔异常分泌物及通气情况。

**(十三) 口腔**

检查是否有唇裂、腭裂等颜面发育异常,口腔黏膜有无异常。检查牙齿的数目、结构、形态、颜色、排列、替换及咬合情况,乳牙有无早萌、过早缺失、滞留、多生牙、反咬合及牙殆畸形。检查有无口腔溃疡、鹅口疮、舌系带过短等异常。检查牙齿是否有褐色或黑褐色改变,或者出现明显的龋洞,以及龋齿数目。咽部检查时,医生一手固定儿童头部使其面对

ER-2-2-6

0~6岁儿童体格检查——口腔检查操作演示(视频)

光源,一手持压舌板,在儿童张口时进入口腔,压住舌后根部,利用儿童反射性恶心暴露咽部的短暂时间,迅速观察双扁桃体是否肿大,有无充血、分泌物、脓点、伪膜,以及咽部有无溃疡、充血、滤

泡增生和咽后壁脓肿等情况。

（十四）胸部

检查环境应光线充足、温度适宜，儿童处于平静状态。检查时充分暴露儿童胸廓，儿童采取坐位或卧位。

1. 视诊

（1）胸廓：正常儿童胸廓前后径略小于左右径或几乎相等，故呈圆柱形，两侧对称，双肩基本在同一水平。查看儿童胸廓外观是否两侧对称，有无畸形；有无扁平胸、鸡胸、漏斗胸、肋骨串珠、肋膈沟、肋缘外翻等佝偻病体征；有无桶状胸、肋间隙饱满或局部隆起、胸部凹陷、增宽或变窄；胸壁静脉有无过度充盈或曲张；肋间隙有无回缩或膨隆。

（2）肺部：正常儿童一般为腹式呼吸。检查时应注意呼吸运动是否左右对称；呼吸频率和节律有无异常；有无呼吸困难（吸气性呼吸困难三凹征：上呼吸道部分阻塞患者，因气流不能顺利进入肺部，故当吸气时呼吸肌收缩，造成肺内负压极度增高，从而引起胸骨上窝、锁骨上窝及肋间隙向内凹陷，称为"三凹征"。呼气性呼吸困难可出现呼气延长）；有无呼吸过速或过缓；有无呼吸深度异常，有无潮式呼吸、间停呼吸等节律异常。

（3）心脏：注意观察心前区是否有隆起，心尖搏动强弱和搏动范围，正常小儿心尖搏动范围在 2~3cm 之内，肥胖小儿不易看到心尖搏动。

（4）乳房：查看两侧乳房是否左右对称，大小正常，有无乳房皮肤发红、溃疡、色素沉着等。乳头位置、大小是否正常、对称；乳头有无异常分泌物。

2. 触诊

（1）胸壁：检查者双手置于儿童胸壁，感觉有无皮下气肿握雪感或捻发感；轻轻压迫，观察儿童有无胸壁压痛感；伴随儿童呼吸运动,观察有无肋间隙回缩或膨隆;有无胸膜摩擦感。

(2)胸廓扩张度:检查者双手分别置于儿童左右胸廓下面前侧部,左右拇指沿两侧肋缘指向剑突,手掌和伸展的手指置于前侧胸壁,随儿童呼吸运动,观察比较两手的动度是否左右对称,有无胸廓扩张受限。

(3)肺部:幼儿啼哭或说话时,检查者将左右手掌的尺侧缘或掌面轻放于儿童两侧胸壁的对称部位,自上至下、从内到外比较儿童两侧对应部位发音时语音震颤是否左右对称,有无增强或减弱。

(4)心脏:检查者将手掌尺侧(小鱼际)或示指、中指及环指指腹并拢同时置于儿童心前区,确定心尖搏动的部位和范围是否正常,必要时也可单指指腹触诊。检查有无猫喘样震颤及心包摩擦感,注意出现的部位和性质(收缩期、舒张期或连续性)。

(5)乳房:分别依照顺时针、逆时针方向由外上象限开始依次触摸儿童左侧和右侧乳房,再触诊乳头。观察儿童有无触痛感,有无红、肿、热、痛和硬结、包块。

3. 叩诊

间接叩诊法:检查者一手的中指第1和第2指节作为叩诊板指置于欲叩诊的部位上,另一手的中指指端作为叩诊锤,以垂直的方向叩击于板指上,判断由胸壁及其下面的结构发出的声音。因小儿胸壁薄,叩诊反响比成人轻,故叩诊时用力要轻,或可用直接叩诊法,用两个手指直接叩击胸壁。

小儿正常肺部叩诊呈清音,叩诊时应注意观察肺部有无过清音、鼓音、浊音或实音。通过叩诊心界可估计儿童心脏大小、形状及其在胸腔的位置是否正常。叩诊心界时用力要轻,仔细分辨清、浊音界线。3 岁以内婴幼儿一般只叩心脏左右界;叩左界时从心尖搏动点左侧起向右叩,听到浊音改变即为左界,记录为第几肋间左乳线外或内几厘米;叩右界时先叩出肝浊音界,然后在其上一肋间自右向左叩，有浊音改变时即为右界，以右胸骨线（胸骨右缘）外几厘米记录。各年龄小儿心界参考表 2-2-7。

表 2-2-7　各年龄小儿心界

| 年龄 | 左界 | 右界 |
|---|---|---|
| <1 岁 | 左乳线外 1~2cm | 沿右胸骨旁线 |
| 1~4 岁 | 左乳线外 1cm | 右胸骨旁线与右胸骨线之间 |
| 5~12 岁 | 左乳线上或左乳线内 0.5~1cm | 接近右胸骨线 |
| >12 岁 | 左乳线内 0.5~1cm | 右胸骨线 |

4. 听诊　心肺听诊方法见第二篇第一章"新生儿访视"。婴儿第一心音与第二心音响度几乎相等；随年龄的增长，心尖部第一心音较第二心音响，而心底部第二心音超过第一心音。小儿时期肺动脉瓣区第二心音比主动脉瓣区第二心音响（$P_2 > A_2$），有时可出现吸气性第二心音分裂。学龄前期及学龄儿童常于肺动脉瓣区或心尖部听到生理性收缩期杂音或窦性心律不齐。

（十五）腹部

检查环境应光线充足、温度适宜，儿童处于平静状态。检查时充分暴露儿童腹部，儿童采取坐位或卧位。

1. 视诊　观察儿童腹部外形是否对称，有无异常。有无全腹或局部的膨隆或凹陷；有无充血性或出血性皮疹、紫癜、荨麻疹、色素沉着；有无腹壁静脉曲张（或扩张）；有无胃肠型和蠕动波（新生儿或消瘦小儿常可见到肠型或肠蠕动波）；有无异常血管搏动。新生儿应注意脐带是否脱落；脐部、脐窝内或结痂下有无分泌物、红肿、出血、炎症等；有无脐疝以及脐疝的大小。

2. 触诊　应尽量争取儿童合作，可让儿童躺在母亲怀里或在哺乳时进行。检查者的手保持温暖，如小儿哭闹不止，可利用其吸气时作快速触诊。检查者以全手掌放于儿童腹壁上部，感受腹肌紧张度。然后以轻柔动作按顺序触诊腹部各区域，一般自左下腹开始,逆时针方向检查。浅部触诊使腹壁压陷约 1cm,观察腹部有无压痛(主要观察小儿表情反应,不能完全依靠小儿回答);有无包块、肿块、异常血管搏动和腹壁上的肿物等(如皮下脂肪瘤、结节等)。深部触诊使腹壁压陷 2cm 以上。触诊有无胆囊、肾脏、膀胱、胰腺等脏器肿大、压痛或其他异常;有无液波震颤、振水音;重点触诊肝脾有无肿大。正常儿童(尤其餐后)腹部外形较饱满,前腹壁稍高于肋缘与耻骨联合的平面,称为腹部饱满。

(1)肝:单手触诊法时,检查者将右手四指并拢,掌指关节伸直,与肋缘大致平行放在儿童右上腹部(或脐右侧)估计肝下缘的下方。随儿童呼吸逐渐向上滑动触诊。呼气时,手指压向腹深部;吸气时,手指向上迎触下移的肝缘。如此反复进行,手指逐渐向肋缘移动,直到触到肝缘或肋缘为止。注意使用示指前端的桡侧,并非指尖端。双手触诊时检查者右手位置同单手法,同时用左手托住被检查者右腰部,拇指张开置于肋部,触诊时左手向上推,使肝下缘紧贴前腹壁下移,并限制右下胸扩张,以增加膈下移的幅度,这样吸气时下移的肝脏就更易碰到右手指,可提高触诊的效果。正常婴幼儿肝脏可在肋缘下 1~2cm 处触及,质地柔软无压痛;6~7 岁后在肋下不可触及。肝脏质地分为三级:质软、质韧(中等硬度)和质硬;质软如触噘起的口唇,质韧如触鼻尖,质硬如触前额。正常肝脏质地柔软,表面、边缘光滑,无压痛。

(2)脾:检查者左手绕过儿童腹前方,手掌置于其左胸下部第9~11 肋处,将其脾从后向前托起,限制胸廓运动。右手掌平放于脐部,与左肋弓大致成垂直方向,配合呼吸,如同触诊肝脏一样,迎触脾尖,直至触到脾缘或左肋缘为止。正常脾脏一般在肋缘下触不到,小婴儿偶可触及脾脏边缘,质地柔软,表面、边缘光滑,无压痛及摩擦感。脾大分为轻、中、高三度:脾缘不超过肋下 2cm为轻度肿大;超过 2cm,在脐水平线以上为中度肿大;超过脐水平线或前正中线则为高度肿大,即巨脾。

3. 叩诊　正常情况下,腹部叩诊大部分区域均为鼓音,肝、脾以及两侧腹部近腰肌处叩诊为浊音。检查肝区、胆囊区有无叩击痛;有无肋脊角叩击痛及移动性浊音。

4. 听诊　将听诊器置于儿童腹壁上,听诊有无肠鸣音亢进、减弱或消失,有无异常血管杂音、摩擦音和搔弹音等。小儿腹部听诊有时可闻及肠鸣音亢进,如有血管杂音时应注意杂音的性质、强弱及部位。

### (十六) 会阴、肛门和外生殖器

1. 视诊　观察外生殖器及肛门外观有无畸形(如先天性无肛、尿道下裂、两性畸形等),有无肛裂、肛门闭锁。男童检查有无包皮过长、过紧、小阴茎、尿道下裂及异常分泌物;正常阴囊皮肤呈深暗色,多皱褶。观察阴囊皮肤有无皮疹、湿疹、水肿、象皮肿、阴囊疝、鞘膜积液和腹股沟疝等。鞘膜积液透光试验:可用不透明的纸片卷成圆筒,一端置于肿大的阴囊部位,对侧阴囊以手电筒照射,从纸筒另一端观察阴囊透光情况。也可把房间关暗,用电筒照射阴囊后观察,阴囊呈橙红色均质的半透明状,而阴囊疝或睾丸肿瘤则不透光。女童查看外阴外观是否正常,有无畸形,大阴唇是否覆盖小阴唇,表面是否光滑、有无红肿及异常分泌物。

2. 触诊　用拇指和示、中指触诊睾丸及附睾,查看睾丸是否椭圆形,睾丸及附睾是否左右对称、表面光滑柔韧,注意其大小、形状、硬度及有无触压痛;有无隐睾,阴囊触诊未触及睾丸,应触诊腹股沟管内或阴茎根部、会阴部等处,如睾丸隐藏在以上部位,称为隐睾症。

### (十七) 脊柱四肢

检查外观有无畸形,锁骨是否骨折,有无脊柱后凸、侧弯、强直或脊柱裂。四肢长度是否对称、正常。双手双脚有无多指/趾、并指/趾、少指/趾等畸形;有无杵状指/趾、匙状甲;有无垂腕畸形、猿手畸形、爪形手、餐叉样畸形。膝关节有无内、外翻或肿大；踝关节有无肿胀；有无扁平足、高弓足、马蹄足、足内翻、足外翻等畸形。

发育性髋关节发育不良筛查：了解儿童是否有患发育性髋关节发育不良的高危因素，包括家族史、女性、臀位、羊水过少、髋关节弹响、伴有斜颈或跖内收等其他先天畸形、产后采用襁褓包等；了解儿童有无发育性髋关节发育不良的临床表现与体征。

观察与发育性髋关节发育不良相关的体征：①皮纹不对称，观察儿童大腿、腹股沟和臀部皮纹的位置、数量和长度是否对称；②双侧下肢不等长；③臀部一侧增宽；④一侧下肢是否总处于外旋位置和活动较少。

进行髋关节检查，检查前使儿童放松，将其置于硬面的检查床上，双手温暖，动作轻柔，检查内容包括：

（1）外展试验：又称 Ortolani 试验。让儿童仰卧于检查床上，屈髋屈膝 90°，检查者两手握膝同时向外展，正常膝可外展触及台面，脱位时外展受限，不能触及台面，称为外展试验阳性。有时外展至 75° 左右，股骨头可弹跳回到髋臼内，称为 Ortolani 弹跳。

（2）Allis 征：又称 Galeazzi 征。让儿童仰卧，将双髋均屈曲 90° 并屈膝，两足平行置于床面，比较两膝高度，双膝不在同一水平即为阳性。提示较低一侧髋关节脱位或存在肢体短缩。较大年龄儿童应注意观察儿童行走步态有无跛行、臀中肌步态（俗称"鸭步"）等。

## （十八）神经系统

查看儿童四肢活动度、肌力、肌张力是否左右对称，有无臂丛神经损伤，有无肌力异常，有无肌张力过高或过低，有无震颤、舞蹈样运动、手足徐动等不自主运动。根据病种、病情、儿童年龄等选择必要的检查。

1. 一般检查　观察小儿的神志、精神状态、面部表情、反应灵敏度、动作语言能力、有无异常行为等。

2. 神经反射　新生儿期特有的反射如吸吮反射、拥抱反射、握持反射是否存在。有些神经反射有其年龄特点,如新生儿和小婴儿期提睾反射、腹壁反射较弱或不能引出,但跟腱反射亢进,并可出现踝阵挛;2 岁以下的小儿 Babinski 征可呈阳性,但如一侧阳性、另一侧阴性则有临床意义。

3. 脑膜刺激征　如颈部有无抵抗、Kernig 征和 Brudzinski 征是否阳性,检查方法同成人。由于小儿不配合,要反复检查才能正确判定。正常小婴儿由于在胎内时屈肌占优势,故生后头几个月 Kernig 征和 Brudzinski 征也可阳性。因此,在解释检查结果的意义时一定要根据病情、结合年龄特点全面考虑。

（十九）实验室及其他检查

血红蛋白或血常规检查:6~9 月龄儿童检查 1 次,1~6 岁儿童每年检查 1 次。

其他检查:有条件单位可根据儿童具体情况开展尿常规、膳食营养分析等检查项目。

## 四、转诊

1. 对低体重、生长迟缓、消瘦、超重、肥胖、营养性缺铁性贫血及维生素 D 缺乏性佝偻病儿童进行登记并转入儿童营养性疾病管理。

2. 先天性心脏病筛查阳性、发育性髋关节发育不良筛查阳性、眼及视力筛查异常、听力筛查未通过者按相关要求转诊。

3. 其他需转诊情况　①皮肤有皮疹、糜烂、出血点等,淋巴结肿大、压痛;②头围过大或过小,前囟张力过高,颈部活动受限或颈部包块;③耳、鼻有异常分泌物,龋齿;④肺部呼吸音异常;⑤肝脾大,腹部触及包块;⑥脊柱侧弯或后凸,四肢不对称、活动度和肌张力异常;⑦外生殖器畸形、睾丸未降、阴囊水肿或包块;

⑧在健康检查中,发现任何不能处理的情况均应转诊。

## 学 习 小 结

　　儿童健康检查包括体格生长评价及头颈部、胸部、腹部、外生殖器、脊柱四肢及神经系统等全身检查。通过对儿童健康信息的采集和对儿童身体的全面、规范化检查,可以早期发现儿童可能存在的健康隐患或问题,积极预防潜在疾病,为儿童提供个体化营养和生长发育建议。健康检查过程中应注意:为儿童营造舒适、温馨、安全的检查环境;使用合格的体检设备;做好手卫生、消毒;规范地操作和结果记录;详细告知、合理指导和建议;做好健康宣教。

（张晓文　李秀梅　李一辰　陶　荣

何　辉　陈雪辉　杨海河）

# 第三章
## 0~6 岁儿童心理保健

**学习重点**

1. 掌握心理行为发育高危儿童判定标准,高危儿发育监测及随访。

2. 掌握脑瘫(运动发育落后)筛查、智力残疾筛查、孤独症筛查的转诊指征。

3. 掌握发育监测及筛查方法,尤其是 DDST。

### 一、检查目的

按照儿童心理发展的规律和不同年龄阶段的心理行为特征,定期对儿童进行心理行为发育评估,及时掌握不同年龄儿童的心理行为发育水平,营造良好环境,科学促进儿童健康发展。早期发现、及时干预、消除影响儿童心理行为发育的生物、心理和社会不利因素,早期识别儿童心理行为发育偏异,有针对性地开展随访、干预和健康管理。

ER-2-3-1

0~6 岁儿童心理保健流程演示(视频)

### 二、服务对象及方法

(一) 服务对象及管理方法

1. 健康儿童　基层医疗卫生机构在为儿童健康检查的同时进行儿童心理行为发育监测与指导。

2. 高危儿童　基层医疗卫生机构为儿童建立健康档案时,

通过询问家长或查阅《北京市母子健康手册》,确定高危儿童(表2-3-1)。填写"高危儿童及心理行为发育异常儿童登记本",并进行心理行为发育监测中的专案管理、发育筛查、结案与转诊、随访等工作。

表 2-3-1　心理行为发育高危儿童判定标准

| 分类 | 高危因素 |
|---|---|
| 儿童因素 | 1. 早产(胎龄<37周)或低出生体重(出生体重<2 500g) |
| | 2. 宫内、产时或产后窒息,缺氧缺血性脑病,颅内出血,脑室周围白质软化等 |
| | 3. 高胆红素血症、新生儿惊厥、持续性低血糖 |
| | 4. 新生儿期严重感染性疾病(如化脓性脑膜炎、败血症等) |
| | 5. 患有各种影响生活能力的出生缺陷(如唇裂、腭裂、先天性心脏病等) |
| | 6. 患有遗传病或遗传代谢性疾病(如21-三体综合征、甲状腺功能减退症、苯丙酮尿症等) |
| 母亲因素 | 1. 高龄分娩(≥35岁)、患有残疾(视、听、智力、肢体、精神)并影响养育能力等 |
| | 2. 患有中度以上妊娠期高血压综合征、糖尿病、严重感染(如风疹病毒、巨细胞病毒)等 |
| | 3. 产前服用致畸性制剂,如抗癫痫药等 |

3. 心理行为发育异常儿童　基层医疗卫生机构在儿童健康检查时发现的心理行为发育异常儿童,须按照类别进行转诊(表2-3-2)。一般心理行为发育问题和常见心理行为发育障碍儿童应转诊至区级及以上妇幼保健机构的心理行为发育门诊进行评估、初步诊断和咨询指导。诊断困难者应当及时转诊至心理相

关专科门诊或专科医院,并协助康复治疗。严重儿童心理障碍应及时转诊至精神专科门诊或专科医院。

表2-3-2 心理行为发育异常儿童分类

| 编号 | 分类 | 内容 |
|---|---|---|
| 1 | 一般心理行为发育问题 | 不适当的吸吮行为、咬指/趾甲、饮食行为问题、睡眠问题、遗尿、过度依赖、退缩行为、屏气发作、暴怒发作、习惯性摩擦综合征等 |
| 2 | 常见心理行为发育障碍 | 精神发育迟滞、言语和语言障碍、孤独症谱系障碍、异食癖、拔毛癖、口吃、睡眠障碍、分离性焦虑障碍、注意缺陷多动障碍、抽动障碍、对立违抗性障碍、创伤后应激障碍 |
| 3 | 严重儿童心理障碍 | 精神分裂症、双相情感障碍、抑郁症、焦虑症、恐惧症、强迫症、神经性厌食症、贪食症等 |

### (二) 发育监测方法及筛查工具

1. 儿童心理行为发育问题预警征象(简称预警征象)筛查 采用儿童心理行为发育问题预警征象筛查表(表2-3-3)对0~6岁儿童按年龄组依次连续筛查,检查有无相应月龄的发育偏异,若发现相应年龄段内某征象所描述的情况,在相应的"□"内记录"+",若无则记录"–"。出现任何一条预警征象应当及时登记并转诊。注意事项:在使用预警征象时,可结合儿童健康检查时间,选取相应的年龄点条目进行筛查。如果健康检查时,儿童年龄不与相应年龄条目匹配,应采用实足月龄点条目进行检查。如果儿童年龄接近下一年龄点(1周之内),可以用下一年龄条目进行筛查。预警征筛查采用一对一现场测试的方式进行,测查中若无机会观察到,可通过询问家长的方式来判断。

表 2-3-3 儿童心理行为发育问题预警征象筛查表

| 年龄 | 预警征象 | | 年龄 | 预警征象 | |
|---|---|---|---|---|---|
| 3月龄 | 1. 对很大声音没有反应 | ☐ | 2岁半 | 1. 不会说 2~3 个字的短语 | ☐ |
| | 2. 逗引时不发音或不会笑 | ☐ | | 2. 兴趣单一、刻板 | ☐ |
| | 3. 不注视人脸,不追视移动的人或物品 | ☐ | | 3. 不会示意大小便 | ☐ |
| | 4. 俯卧时不会抬头 | ☐ | | 4. 不会跑 | ☐ |
| 6月龄 | 1. 发音少,不会笑出声 | ☐ | 3岁 | 1. 不会说自己的名字 | ☐ |
| | 2. 不会伸手抓物 | ☐ | | 2. 不会玩"拿棍当马骑"等假想游戏 | ☐ |
| | 3. 紧握拳松不开 | ☐ | | 3. 不会模仿画圆 | ☐ |
| | 4. 不能扶坐 | ☐ | | 4. 不会双脚跳 | ☐ |
| 8月龄 | 1. 听到声音无应答 | ☐ | 4岁 | 1. 不会说带形容词的句子 | ☐ |
| | 2. 不会区分生人和熟人 | ☐ | | 2. 不能按要求等待或轮流 | ☐ |
| | 3. 双手间不会传递玩具 | ☐ | | 3. 不会独立穿衣 | ☐ |
| | 4. 不会独坐 | ☐ | | 4. 不会单脚站立 | ☐ |
| 12月龄 | 1. 呼唤名字无反应 | ☐ | 5岁 | 1. 不能简单叙述事情经过 | ☐ |
| | 2. 不会模仿"再见"或"欢迎"动作 | ☐ | | 2. 不知道自己的性别 | ☐ |
| | 3. 不会用拇示指对捏小物品 | ☐ | | 3. 不会用筷子吃饭 | ☐ |
| | 4. 不会扶物站立 | ☐ | | 4. 不会单脚跳 | ☐ |
| 18月龄 | 1. 不会有意识叫"爸爸"或"妈妈" | ☐ | 6岁 | 1. 不会表达自己的感受或想法 | ☐ |
| | 2. 不会按要求指人或物 | ☐ | | 2. 不会玩角色扮演的集体游戏 | ☐ |
| | 3. 与人无目光交流 | ☐ | | 3. 不会画方形 | ☐ |
| | 4. 不会独走 | ☐ | | 4. 不会奔跑 | ☐ |
| 2岁 | 1. 不会说 3 个物品的名称 | ☐ | | | |
| | 2. 不会按吩咐做简单事情 | ☐ | | | |
| | 3. 不会用勺吃饭 | ☐ | | | |
| | 4. 不会扶栏上楼梯/台阶 | ☐ | | | |

"儿童心理行为发育问题预警征象"条目及释义如下：

（1）3 月龄

①对很大声音没有反应：当周围环境突然出现较大声音时，婴儿无眨眼、皱眉、身体惊动、活动停止、活动增加或哭泣等反应。②逗引时不发音或不会笑：向婴儿微笑或说话逗他时，婴儿不会以微笑或发声回应。③不注视人脸，不追视移动的人或物品：当与婴儿面对面（相距 20~30cm）时，婴儿不会注视人脸；在婴儿面前走动或缓慢移动物品时，婴儿不会用头或目光追随移动的人或物品。④俯卧时不会抬头：俯卧时，婴儿的头不能抬离床面一会儿。

（2）6 月龄

①发音少，不会笑出声：婴儿很少发音，逗引时也不会笑出声。②不会伸手抓物：婴儿不会主动伸手抓面前的物品或玩具。③紧握拳松不开：当婴儿清醒时，手经常是紧握拳、不松开的状态。④不能扶坐：将婴儿放在床上，扶着婴儿或其背部有物体支撑时，婴儿不能坐一会儿。

（3）8 月龄

①听到声音无应答：在婴儿耳后附近拍手或说话，他没有反应，不会将头转向声源侧。②不会区分生人和熟人：婴儿对陌生人没有拒抱、哭、不高兴或惊奇的表现。③双手间不会传递玩具：婴儿不会把手中的物品从一只手换到（传递）另一只手。④不会独坐：在没有支撑的情况下，婴儿不能独坐一会儿。

（4）12 月龄

①呼唤名字无反应：在婴儿背后附近呼唤其名字，不会转头寻找呼唤的人。②不会模仿"再见"或"欢迎"动作：婴儿不会模仿成人以挥手表示"再见"、拍手表示"欢迎"。③不会用拇示指对捏小物品：婴儿不会用拇指和示指对捏起葡萄干大小的物品。④不会扶物站立：婴儿不会双手扶着物体站立。

(5) 18 月龄

①不会有意识叫"爸爸"或"妈妈"：见到爸爸、妈妈（爷爷、奶奶）时，不会有意识并正确地叫出。②不会按要求指人或物：不会按成人要求指出家中熟悉的人或物。③与人无目光交流：成人跟他说话时，大部分时间无目光对视，或回避目光接触。④不会独走：在没有支持的情况下，不会自己走路。

(6) 2 岁

①不会说 3 个物品的名称：不能说出 3 个日常熟悉物品的名称，如灯、车、杯等。②不会按吩咐做简单事情：不会按家长的吩咐做简单事情，如拿东西。③不会用勺吃饭：不会自己拿小勺吃饭。④不会扶栏上楼梯 / 台阶：不能扶着楼梯扶手或墙上台阶或上楼梯。

(7) 2 岁半

①不会说 2~3 个字的短语：不会说包含动 + 宾或主 + 谓的短语，例如"喝水""出去玩"等。②兴趣单一、刻板：总是以固定的方式、长时间玩弄某一两种物品或重复同一动作，例如只玩汽车的轮子。③不会示意大小便：白天要大小便时，不会用动作或语言表示以寻求家长帮助。④不会跑：不会跑动。

(8) 3 岁

①不会说自己的名字：当问"你叫什么名字"时，不会正确地说出自己的名字或小名。②不会玩"拿棍当马骑"等假想游戏：不会玩"拿棍当马骑""给娃娃喂饭""给娃娃打针"等游戏。③不会模仿画圆：不会模仿成人用笔画圆。④不会双脚跳：不会双脚同时离地跳起。

(9) 4 岁

①不会说带形容词的句子：所说句子中不含有形容词，如"我有红色的气球""姐姐穿了件漂亮的衣服"。②不能按要求等待或轮流：当玩或做事情时，不能按成人的要求等待或按顺序轮

流进行。③不会独立穿衣:在没有成人帮助的情况下,不会自己穿开衫或内衣等衣服。④不会单脚站立:当不扶任何东西时,不能单脚站立一会儿。

(10) 5 岁

①不能简单叙述事情经过:不会告诉家长幼儿园或家里发生的事情,如"我今天吃饭吃得好,老师给我一朵小红花"。②不知道自己的性别:当提问"你是男孩还是女孩"时,不能正确回答。③不会用筷子吃饭:在有要求或训练的情况下,儿童仍然不会自己使用筷子吃饭。④不会单脚跳:不会单脚跳几下。

(11) 6 岁

①不会表达自己的感受或想法:不会用语言表达自己的感受或想法,如"我今天很开心""我今天想和小明一起出去玩"。②不会玩角色扮演的集体游戏:不会在 3 人以上的集体中玩扮演"警察""老师""医生"等角色游戏。③不会画方形:不会模仿成人用笔画方形。④不会奔跑:不会挥动双臂协调地大步快跑。

2. 0~6 岁儿童发育筛查法 丹佛发育筛查测验(DDST)是一种标准化的儿童发育筛查工具,适用于 0~6 岁儿童。DDST 由 104 个项目组成,涵盖儿童发育的四个能区:个人 - 社交、精细动作 - 适应性、语言和大运动。个人 - 社交能区反映的是小儿对周围人们应答能力和料理自己生活的能力;精细动作 - 适应性能区反映的是小儿看的能力、用手取物和画图的能力;语言能区反映的是小儿听、理解和运用语言的能力;大运动能区反映的是小儿坐、行走和跳跃等运动能力。测查的目的不是评定智力商数,不是检查特别技能,对小儿目前和将来适应环境能力和智力高低并无预言作用,而是确定具有发育迟缓高度可能性的阳性儿童。DDST 可以筛查出一些可能有问题但临床上无症状的小儿,对疑似有问题的小儿可用 DDST 客观上加以证实或否定,DDST 也用于对高危儿进行发育监测。

为保证结果的有效性,测查方法、工具必须按照标准规定,检查者须经过理论及实操培训,考核合格后方能持证上岗。对于健康儿童,基层医疗卫生机构应在儿童 8~12 月龄进行一次 DDST。对于高危儿童,共进行四次 DDST,分别在儿童 3~5 月龄、8~9 月龄、1 岁 ~1 岁半,2 岁 ~2 岁半时;如果高危儿连续两次评估正常并年满 1 岁,可按健康儿童管理方式进行监测。

注意事项:筛查环境应相对安静,仅放置测查桌子、椅子、测查床、小楼梯等,测查室四壁勿做任何装饰,以免分散儿童注意力,有一定的活动空间。因测查过程中需要小儿主动配合,应尽力使其舒适,婴儿可坐于家长腿上,儿童坐位时坐得高些,上半身伸直,胸部靠近桌边,小手平放桌上,易于接触测查用具。测查时应注意只显示当前最需要的测量用具,换下一个测查用具时,及时收回前一测查用具,以便小儿在测查时能够集中注意力。测查项目无论通过与否,都应对小儿表示赞扬和鼓励。

3. 0~1 岁婴幼儿运动发育落后筛查方法 0~1 岁婴幼儿运动发育落后筛查方法是由北京妇幼保健院编制,适用于 1~12 月龄的儿童。根据儿童月龄,做相应月龄的所有项目,这些项目必须全部通过,若至月龄末期仍有一项不通过,即判定为筛查阳性。若筛查日期靠近月龄初期,有可能因为养育原因,导致不通过,所以,筛查阳性的定义为在月龄末期筛查,相应月龄所有项目中有任何一项未通过。对于月龄初期筛查未通过的婴幼儿,由基层医疗卫生机构给予养育指导,月龄末期进行复查;若复查通过,继续在基层医疗卫生机构定期监测,若复查不通过,属于筛查阳性,须开具转诊单。0~1 岁婴幼儿运动发育落后筛查方法一般每隔 3 个月筛查 1 次,共筛查 4 次。可结合儿童健康检查时间,选取合适年龄点进行测查。已满 2 个月、不满 3 个月的儿童,选用 2 月龄项目;1 月龄指满 1 个月、不满 2 个月,早产儿不矫正胎龄。检查过程中,儿童采取仰卧位、俯卧位、坐位、站立的姿势,进行观察和现场测试。若筛查阳性,表明落后于同年龄段第 90 百分位的儿童所能达到的运动发育水平,本测查属筛查,需进一步明确诊断。在《北京市母子健康手册》上需记录的内容包括:填写筛查日期,"P"为通过,"F"为不通过,不能有空项。分月龄操作要点说明如下:

(1)1 月龄

①仰卧头偏向一侧(头在中线位置时间短暂):取仰卧位,小儿头偏向一侧或轮流偏向两侧,以颈肢反射姿势为主;小儿的头也可短暂停留在中线位置,出现对称姿势。②四肢对称运动:取仰卧位,小儿双手臂或双下肢活动同样多,对称(倘若一侧手臂或下肢活动没有对侧多,不通过)。③四肢自然屈曲:取仰卧位,小儿可以从屈曲姿势中伸展开来,休息时又回到屈曲位。④俯卧头能偏向一侧:取俯卧位,小儿头偏向一侧,脸贴在床面上,发育好的小儿可以举头。

(2)2 月龄

①对称姿势(头多在中线位置,有时转向一侧):取仰卧位,将小儿上下肢双侧对称放置,观察小儿下颏、鼻与躯干中线在一条直线上;这时仍可出现颈肢反射姿势,但不持久。②四肢对称运动:取仰卧位,小儿双臂或双下肢活动同样多,对称(倘若一侧手臂或下肢活动没有对侧多,不通过)。③俯卧举头 45°:取俯卧位,小儿脸与桌面约呈 45°,没有控制能力时,头又垂下来,休息一下又抬起来,反复举头至 45°。④留握:取仰卧位,细柄玩具放小儿手中,能握住,并短暂抬离床面。

(3)3 月龄

①对称姿势(头在中央位置占优):取仰卧位,将小儿上下肢双侧对称放置,观察小儿下颏、鼻与躯干中线在一条直线上;头可自由地从一侧转向另一侧。②四肢对称运动:取仰卧位,小儿

双手臂或下肢活动同样多,对称(倘若一侧手臂或下肢活动没有对侧多,不通过)。③腿能抬离床面:取仰卧位,小儿双腿能抬离床面。④中线位手指相碰:取仰卧位,小儿能自发地将两手放在一起。⑤吃小手:取仰卧位,小儿能把一只手或两只手,轮流或同时放进嘴里。⑥俯卧中线位举头,持久举头45°,前臂支撑:取俯卧位,小儿头在中线位持久举,脸与桌面约呈45°,并能自动将双肘屈曲,使重量落在肘和前臂上,而不是两前臂蜷曲在胸下。

(4)4月龄

①对称姿势(头在中央位置):取仰卧位,将小儿上下肢双侧对称放置,观察小儿下颏、鼻与躯干中线在一条直线上。头可自由地从一侧转向另一侧,始终能保持这一姿势。②手张开(拇指能张开外展):在任何体位,小儿双手呈自然张开状态,拇指自然展开或微屈曲在示指外侧。③仰卧试抓玩具:取仰卧位,对放在眼前的玩具,小儿能反复尝试伸手碰或抓住。④仰卧两手相握:取仰卧位,两手在中线位接触或抱在一起。⑤仰卧手触膝:取仰卧位,玩具逗引下,小儿屈髋屈膝抬起腿部,能一手或两触到膝。⑥翻至侧身:取仰卧位,能向一侧或两侧翻至侧身,或睡觉时能自动侧身睡。⑦俯卧抬头90°,前臂支撑:取俯卧位,小儿头在中线位持久举头,脸与桌面约呈90°,并能自动将双肘屈曲或伸直,使重量落在肘和前臂上。⑧立抱竖头稳:取直立位,抱起小儿,头能竖直且稳定。

(5)5月龄

①坐位伸手够东西:取抱坐位,把玩具放在小儿能够到的地方,小儿伸手去接触或抓握。②仰卧手触膝、小腿:取仰卧位,玩具逗引下,小儿能屈髋屈膝抬起小腿,并用一手或两手触到膝或小腿。③拉至坐位(区别于牵拉直接站起):取仰卧位,检查者拇指放入小儿掌心,四指握住小儿手腕,慢慢拉起,小儿能被拉至坐位,而不是直接拉站起来。④拉坐头不滞后:取仰卧位,检查者

拇指放入小儿掌心,四指握住小儿手腕,慢慢拉起,小儿的头始终与躯干保持在一个水平线上。⑤支撑坐位时,头挺直:取坐位,扶坐时,小儿头稳定竖直,不左右摇摆或前后无控制晃动。⑥单面翻身(仰到俯或俯到仰):取仰卧位,小儿能从仰卧位翻至俯卧位,或者能从俯卧位翻至仰卧位。⑦俯卧抬胸,手或肘支撑:取俯卧位,双肘支撑,或能两前臂向伸直,重量落在双手上,把胸部抬离床面。⑧俯卧下颏能收起注视手臂间玩具:取俯卧位,把玩具放在支起的两臂间,小儿能把下颏向颈部收起,注视玩具。

(6)6月龄

①仰卧抓小脚或触小腿:取仰卧位,小儿自发举起小腿,触碰小腿,甚至抓住自己的脚玩儿。②上肢伸展支撑坐位:取坐位,呈双臂伸展(不屈曲),两手支撑平面状,躯干伸直且与平面的角度不小于45°,发育好的儿童可以独坐,不支撑。③翻身(双面):取仰卧位,小儿能从仰卧位翻至俯卧位,也能从俯卧位翻至仰卧位。④扶腋站立双腿支撑:取直立位,检查者用双手扶小儿腋下,使其站立,小儿双腿能支持大部分体重。⑤伸手抓到玩具(坐位):取坐位,把玩具放在小儿够得到的地方,小儿能用任何一只手抓起玩具。⑥俯卧膝关节屈曲和伸展、双脚并拢踢着玩:取俯卧位,小儿膝关节自然屈曲和伸展,双脚并拢或交替踢着玩。⑦俯卧抬胸,手或肘支撑:取俯卧位,小儿用手或肘支撑,胸部能离开桌面。

(7)7月龄

①不支撑独坐1分钟:取坐位,小儿不用任何支持,背部挺直,能坐1分钟及以上。②仰卧抓或吃小脚:取仰卧位,小儿有抓或把脚放到嘴里的动作。③双面翻身:取仰卧位,小儿能从仰卧位翻至俯卧位,也能从俯卧位翻至仰卧位。④扶腋站立,双腿持重:取直立位,检查者用双手扶小儿腋下,使其站立,小儿双腿能支持几乎全部体重。⑤双手均能抓起玩具:取坐位,把玩具

放在小儿够得到的地方,小儿两只手均能抓起玩具。⑥玩具倒手:取坐位,小儿能把玩具从一只手倒到另一只手里(不借助嘴、身体)。

(8)8月龄

①独坐稳(可能向后倾倒):取坐位,小儿能独坐稳(维持10分钟左右),但可能向后倾倒。②翻滚:取仰卧位,小儿能在床上连续翻身(例如小儿通过连续翻滚够东西等)。③扶腋站立,双腿支撑全部体重:取直立位,检查者用双手扶小儿腋下,使其站立,小儿双腿能支持全部体重。④双手各拿一个小玩具(≥1分钟):取坐位,小儿两只手能从桌上各拿起一个玩具,并在手中保留1分钟以上。

(9)9月龄

①独坐稳定(不再向后倾倒):取坐位,小儿独坐稳定,不再向后倾倒。②能由坐位到俯卧位:取坐位,小儿能自发地从坐位变换到俯卧位(可以用玩具逗引)。③能由卧位到坐位、半坐位:取仰卧位,小儿能自发地由卧位变换坐位或半坐位(可能是一只腿跪着)。④能扶站,有全脚掌着地:取直立位,扶小儿腋下,使其站立,小儿双腿能支持全部体重,且有足跟着地。⑤双手各拿一个小玩具(≥1分钟):取坐位,小儿两只手能从桌上各拿起一个玩具,并在手中保留1分钟以上。

(10)10月龄

①拉站:取坐位,小儿能够扶着或抓着床栏、家具等自发地站起来,身体完全呈现直立位置。拉着大人的手从坐位站起不能算通过。②扶站,全脚掌着地:取站立位,扶小儿腋下,使其站立,双足全掌着地。③能由坐位到俯卧位:取坐位,小儿能自发地从坐位变换到俯卧位(可以用玩具逗引)。④能由俯卧位到坐位、半坐位:取仰卧位,小儿能自发地由卧位变换坐位或半坐位(可能是一只腿跪着)。⑤双手各拿一个小玩具,对敲:取坐位,小

儿两只手能从桌上各拿起一个玩具,能对敲。

(11) 11 月龄

①拉站:取坐位,小儿能够扶着或抓床栏、家具等自发地站起来,身体完全呈现直立位置。拉着大人的手从坐位站起不能算通过。②跪位扶站起:取跪位,小儿能够从单膝或双跪位,扶(拉)着床栏或家具站立起来。③扶站弯腰捡玩具:取扶站位,小儿扶着栏杆,身体能有控制地下移,腾出一只手拾起玩具。④身体侧移,全脚掌着地:取扶站位,小儿扶着栏杆,身体向侧方迈步时可见全脚掌着地。⑤坐姿随意变化:取坐位,小儿玩耍时,坐姿呈多样化、侧坐、伸腿坐、曲腿坐等。⑥双手各拿一个小玩具,对敲:取坐位,小儿两只手能从桌上各拿起一个玩具,能对敲。

(12) 12 月龄

①独站瞬息(≥2 秒):取站立位,小儿不扶、靠任何物体,能够站立,保持 2 秒以上。②坐姿随意变化:取坐位,小儿玩耍时,坐姿呈多样化,侧坐、伸腿坐、屈腿坐等。③双手均能用拇示指取物:取坐位,小儿玩耍时,双手均能运用拇示指拿取,摆弄玩具。

(三) 脑瘫(运动发育落后)筛查

脑性瘫痪,简称脑瘫,是一组持续存在的中枢性运动和姿势发育障碍、活动受限综合征,这种综合征是由于发育中的胎儿或婴幼儿脑部非进行性损伤所致。脑瘫的运动障碍常伴有感觉、知觉、认知、交流和行为异常,以及癫痫发作和继发性骨骼肌肉系统异常。脑瘫儿童早期常表现为运动发育落后。

1. 筛查对象　0~3 岁常住儿童。

2. 筛查方法

(1) 0~1 岁儿童:采用 0~1 岁婴幼儿运动发育落后筛查方法,每隔 3 个月筛查 1 次,共筛查 4 次,如 2 月龄、5 月龄、8 月龄、11 月龄,或 3 月龄、6 月龄、9 月龄、12 月龄。

(2)1 岁以上儿童：采用预警征象或 DDST 进行筛查，在 1 岁、1 岁半、2 岁、2 岁半、3 岁分别进行筛查。

3. 转诊指标

(1)0~1 岁婴幼儿运动发育落后筛查方法相应月龄段内任何一个项目阳性，至月龄末期复查仍为阳性。

(2)预警征象或 DDST 相关条目筛查阳性。

### (四) 智力残疾筛查

智力残疾是指人的智力明显低于一般人的水平，并显示适应行为障碍。智力残疾在儿童早期主要表现为适应性、认知等能力的低下。

1. 筛查对象　0~6 岁常住儿童。

2. 筛查方法

(1)DDST：对健康儿童，在 8~12 月龄进行一次 DDST；对高危儿童，在 3~5 月龄、8~9 月龄、1 岁 ~1 岁半，2 岁 ~2 岁半分别进行 DDST，如连续两次评估正常并年满 1 岁，可按健康儿童管理方式进行监测。

(2)预警征象：适用于 0~6 岁所有儿童，按照年龄组进行筛查。

3. 转诊指标

(1)DDST 筛查结果为异常直接转诊，结果为基本正常、可疑可以 2~3 周复查，复查仍阳性者需转诊。

(2)预警征象相关条目筛查阳性。

### (五) 孤独症筛查

孤独症谱系障碍(ASD)，简称孤独症，是一类发生于儿童早期的神经发育障碍性疾病，以社交沟通障碍、兴趣狭隘、行为重复刻板为主要特征，严重影响儿童社会功能和生活质量。我国儿童孤独症患病率约为 7‰，严重危害儿童健康和家庭幸福。孤独症通常起病于婴幼儿期，目前尚缺乏有效治疗药物，主要治疗途径为康复训练,最佳治疗期为 6 岁前,越早干预效果越好。通过早期筛查、早期发现、早期诊断、早期干预可不同程度改善患儿症状和预后。

ASD 社交障碍和部分刻板行为在早期即可出现,早期筛查可以发现这些异常,2 岁或 2 岁前早期诊断可靠。5 种行为可作为 ASD 早期识别标记,简称"五不"行为。

(1)不(少)看:指目光接触异常,ASD 患儿早期即开始表现出对有意义的社交刺激的视觉注视缺乏或减少,对人尤其是人眼部的注视减少。有研究表明,最终诊断为 ASD 的患儿在 24 月龄时对于人眼部的注视时间仅为正常儿童的 1/2。有些 ASD 患儿即使可以对话,但是面对面注视仍然不正常。

(2)不(少)应:包括叫名反应和共同注意。幼儿对父母的呼唤声充耳不闻,叫名反应不敏感通常是家长较早发现的 ASD 表现之一,也有证据表明叫名反应不敏感不仅可以从正常儿童中识别出 ASD,也可较好地分辨 ASD 与其他发育问题的儿童;共同注意是幼儿早期社会认知发展中的一种协调性注意能力,是指个体借助手指指向、眼神等与他人共同关注二者之外的某一物体或者事件。

(3)不(少)指:即缺乏恰当的肢体动作,无法对感兴趣的东西提出请求。ASD 患儿可能早在 12 月龄时就表现出肢体动作的使用频率下降,如不会点头表示需要、摇头表示不要、有目的地指向、手势比画等。

(4)不(少)语:多数 ASD 患儿存在语言出现延迟,家长最多关注的也往往是儿童语言问题,尽管语言发育迟缓并非 ASD 诊断的必要条件,其他发育行为障碍也多表现有语言发育迟缓,但对于语言发育迟缓儿童务必考虑 ASD 可能。

(5)不当:指不恰当的物品使用及相关的感知觉异常。ASD 患儿从 12 月龄起可能会出现对于物品的不恰当使用,包括旋转、排列以及对物品的持续视觉探索。如将小汽车排成一排,旋转物品并持续注视等。言语的不当也应该注意,表现为正常语言出现后言语的倒退,难以听懂、重复、无意义的语言。

1. 筛查对象 0~6 岁常住儿童。

2. 筛查方法

(1)预警征象:对 0~6 岁儿童,按照年龄组进行筛查。

(2)DDST:对健康儿童,在 8~12 月龄进行一次 DDST;对高危儿童,在 3~5 月龄、8~9 月龄、1 岁 ~1 岁半,2 岁 ~2 岁半分别进行 DDST,如连续两次评估正常并年满 1 岁,可按健康儿童管理方式进行监测。

3. 转诊指标

(1)预警征象或 DDST 相关条目筛查阳性。

(2)任何年龄阶段出现语言功能倒退、社交技能倒退:询问家长,了解儿童是否出现语言功能和社会交往能力障碍或倒退。例如,无法用语言表达、无目光对视、重复刻板行为,或以前可以用语言表达、有目光对视,现在无法用语言表达、无目光对视等。

(六)预见性指导

在儿童定期健康检查过程中,应当以儿童心理行为发育特点为基础,根据个体化原则,注重发育的连续性和阶段性特点,给予科学的心理行为发育预见性指导。

1. 新生儿期

(1)强调母婴交流的重要性,鼓励父母多与新生儿接触,如说话、微笑、拥抱等。

(2)学会辨识新生婴儿哭声,及时安抚情绪并满足其需求,如按需哺乳。

(3)新生儿喂奶 1 小时后可进行俯卧练习,每日可进行 1~2 次婴儿被动操。

（4）为新生儿抚触，让新生儿看人脸或鲜艳玩具、听悦耳铃声和音乐等，促进其感知觉的发展。

2. 1~3月龄

（1）注重亲子交流，在哺喂、护理过程中多与婴儿带有情感地说话、逗弄，对婴儿发声要用微笑、声音或点头应答，强调目光交流。

（2）通过俯卧、竖抱练习、被动操等，锻炼婴儿头颈部的运动和控制能力。

（3）增加适度的听觉、视觉和触觉刺激，听悦耳的音乐或带响声的玩具，用鲜艳的玩具吸引婴儿注视和跟踪。

3. 3~6月龄

（1）鼓励父母亲自养育婴儿，主动识别并及时有效地应答婴儿的生理与心理需求，逐渐建立安全的亲子依恋关系。

（2）培养规律的进食、睡眠等生活习惯，多与婴儿玩看镜子、藏猫猫、寻找声音来源等亲子游戏。

（3）营造丰富的语言环境，多与婴儿说话、模仿婴儿发声以鼓励婴儿发音，达到"交流应答"的目的。

（4）鼓励婴儿自由翻身、适当练习扶坐；让婴儿多伸手抓握不同质地的玩具和物品，促进手眼协调能力发展。

4. 6~8月龄

（1）父母多陪伴和关注婴儿，在保证婴儿安全的情况下扩大活动范围，鼓励与外界环境和人接触。

（2）经常叫婴儿名字，说家中物品名称，培养婴儿对语言的理解能力。引导婴儿发"ba ba""ma ma"等语音，提高其对发音的兴趣。

（3）帮助婴儿练习独坐和匍匐爬行，扶腋下蹦跳；练习伸手够远处玩具、双手传递玩具、撕纸等双手配合和手指抓捏动作，提高手眼协调能力。

5. 8~12 月龄

(1) 帮助婴儿识别他人的不同表情; 当婴儿出现生气、厌烦、不愉快等负性情绪时, 转移其注意力; 受到挫折时给予鼓励和支持。

(2) 丰富婴儿语言环境, 经常同婴儿讲话、看图画。让婴儿按指令做出动作和表情, 如叫名字有应答, 懂得挥手"再见"。

(3) 帮助婴儿多练习手 - 膝爬行, 学习扶着物品站立和行走; 给婴儿提供杯子、积木、球等安全玩具玩耍, 发展手眼协调和相对准确的操作能力。

(4) 增加模仿性游戏, 如拍手"欢迎"、捏有响声的玩具、拍娃娃、拖动毯子取得玩具等。

6. 12~18 月龄

(1) 给予幼儿探索环境、表达愿望和情绪的机会。经常带幼儿玩亲子互动游戏, 如相互滚球、爬行比赛等; 引导幼儿玩功能性游戏, 如模仿给娃娃喂饭、拍睡觉等。

(2) 多给幼儿讲故事、说儿歌, 教幼儿指认书中图画和身体部位, 引导幼儿将语言与实物联系起来, 鼓励幼儿有意识地用语言表达。

(3) 给幼儿提供安全的活动场所, 通过练习独立行走、扔球、踢球、拉着玩具走等活动, 提高控制平衡的能力。

(4) 鼓励幼儿多做翻书页、盖瓶盖、用笔涂鸦、垒积木等游戏, 提高认知及手眼协调能力。

7. 18~24 月龄

(1) 家长对待幼儿的养育态度和行为要一致。在保证安全的前提下, 给幼儿自主做事情的机会, 对幼儿每一次的努力都给予鼓励和赞扬, 培养其独立性和自信心。

(2) 学习更多词汇, 说出身边物品名称、短语, 鼓励用语言表达需求和简单对话; 学习区分大小、匹配形状和颜色等。

（3）提高幼儿身体动作协调能力，学习扶着栏杆上下楼梯、踢皮球、踮着脚尖走和跑，握笔模仿画线，积木叠高等。

（4）培养幼儿生活自理能力，如用匙进食、用杯子喝水，学习脱袜子、脱鞋；固定大小便场所，练习示意大小便。

8. 24~30月龄

（1）鼓励幼儿帮助家长做一些简单的家务活动，如收拾玩具、扫地、帮忙拿东西等，促进自信心的发展，激发参与热情。

（2）当幼儿企图做危险的活动时，应当及时制止；出现无理哭闹等不适宜的行为时，可采用消退（不予理睬）或转移等行为矫正方法，让幼儿懂得日常行为的对与错，逐步养成良好的行为习惯。

（3）教幼儿说出自己的姓名、性别、身体部位以及一些短句和歌谣。学习执行指令，用较准确的语言表达需求；培养幼儿理解"里外""上下""前后"等空间概念。

（4）学习独自上下楼梯、单腿站，提高身体协调及大运动能力；通过搭积木、串珠子、系扣子、画画等游戏，提高精细动作能力。

9. 30~36月龄

（1）提供与小朋友玩耍的机会，鼓励幼儿发展同伴关系，学习轮流、等待、合作、互助与分享，培养爱心、同情心和自我控制能力。

（2）通过与小朋友玩"开火车""骑竹竿""过家家"等想象性和角色扮演游戏，保护和培养幼儿的兴趣和想象力。

（3）经常给幼儿讲故事，并鼓励幼儿复述简单故事，教幼儿说歌谣、唱儿歌、讲述图画，不断地丰富词汇，提高语言表达能力。

（4）练习双脚交替上楼梯、走脚印、跳远等，提高身体协调能力。通过画水平线、画圆形、扣扣子、穿鞋子等，提高精细动作能力。

（5）逐步培养规律的生活习惯，学习自己洗手、进食、穿衣、大小便等生活技能。帮助幼儿学会适应新环境，做好入园准备。

10. 3~4 岁

（1）允许儿童在成长中犯错，让其学会从错误中汲取教训。以正确方法纠正不良行为，避免简单粗暴的管教方式。

（2）帮助儿童适应集体环境，逐渐建立良好伙伴关系。关注分离焦虑情绪，引导适当地表达，妥善处理和缓解消极情绪。

（3）采用丰富的词句与儿童对话、看图讲故事，耐心听其说话及复述故事，鼓励儿童发现、提出问题并认真回答。交流时注意与儿童眼睛平视。

（4）在保证安全的情况下，鼓励儿童练习走直线、走和跑交替、攀登、骑三轮车等，学习折纸、剪纸、画画、玩橡皮泥、使用筷子等。

（5）通过有主题的角色扮演等团体游戏，鼓励儿童自由联想、保持其好奇心。培养儿童注意力及对事物的观察力，引导和培养兴趣爱好。

（6）帮助儿童学会遵守生活、游戏和学习的规则，鼓励儿童独立完成进食、穿衣、如厕大小便等力所能及的事情。

11. 4~5 岁

（1）培养儿童的独立意识；帮助儿童正确认识性别差异，建立自我性别认同。

（2）引导儿童用语言表达自己的感受和要求，逐渐学会控制情绪和行为。鼓励儿童多接触社会，遵守各种规则，强化其乐于助人的意识。

（3）增加猜谜语等简单的抽象思维游戏，学习按形状、大小、颜色、性质、用途等将物品进行归类，帮助儿童认识事物的规律和内在联系。

（4）学习儿歌、讲故事、表演节目；练习跳绳、扔球、接球；练习复杂图形剪纸、摆拼图、搭积木等。

(5)注重培养儿童生活自理能力,在实际生活中学习整理和保管自己的玩具和图书。

12. 5~6 岁

(1)给儿童设立适当的行为规范,引导儿童遵守社会与家庭生活规则和要求,对儿童的各种努力与进步及时给予肯定和鼓励,促进儿童的自尊和自信的发展。

(2)让儿童在活动中自己感受困难,适度、适量体验挫折,并为克服困难作出努力,培养其坚持和忍耐的品质。

(3)逐渐学会了解他人的感受和需求,懂得与人相处所需的宽容、谦让、共享与合作,同情、抚慰、关心和帮助他人。

(4)鼓励儿童仔细观察周围事物及其相互关系,促进有意注意的发展。多与儿童交流幼儿园及周围发生的事情,积极回答儿童提出的问题。

(5)练习跳绳、单脚跳、拍皮球等;经常画图画、做手工、玩创造性游戏。学会整理书包、文具及图书等物品,做好入学前的准备。

## 学 习 小 结

早期识别儿童发育迟缓、障碍或行为异常是儿童保健的重要任务之一,有利于儿童发育障碍及相关疾病的早期发现和早期干预治疗,促进儿童早期发展并减少残疾发生。发育监测和发育筛查是早期识别儿童发育迟缓或障碍的有效途径。儿童保健医生应做好发育筛查和发育监测,合理解释发育筛查的结果,并指导家长如何促进儿童早期发展,若发现筛查结果异常,应及时进行规范转诊和后期追访。

(王 丹 张永明 魏乾伟)

## 第四章
## 0~6 岁儿童健康指导

> **学习重点**
>
> 　　1. 掌握 0~6 岁儿童喂养及营养性疾病指导内容。
> 　　2. 掌握 0~6 岁儿童口腔保健、眼保健、耳及听力保健指导内容。
> 　　3. 熟悉早产儿喂养指导内容，0~6 岁儿童回应式喂养、回应式照护指导内容。

　　0~6 岁儿童健康检查过程中，儿童保健医生应结合儿童年龄特点进行全面、个性化指导，促进儿童健康生长。全面指导包括母乳喂养指导、辅食添加指导、平衡膳食指导、口腔卫生习惯指导、用眼卫生习惯指导、耳及听力保健指导、健康饮食行为指导、回应式喂养及回应式照护指导、安全照护指导、防止儿童意外伤害指导。个性化指导包括营养不良疾病喂养指导、超重及肥胖儿喂养指导、早产儿喂养指导、蛋白质过敏指导、贫血指导。

### 一、0~3 月龄婴儿保健指导

（一）喂养指导

　　1. 纯母乳喂养　指不给婴儿除母乳之外的任何食物或液体，不用给婴儿喂水。根据婴儿的进食信号按需母乳喂养。每日喂养一般为 8~12 次；每次哺乳时间一般不少于 30 分钟。喂养量：500~750ml/d。

　　2. 混合喂养补授法　婴儿母乳不足时，需继续维持必要的吸吮次数,刺激母乳分泌,可在每次哺喂时先喂母乳,后用配方奶补充母乳不足的部分。对乳糖不耐受的婴儿应使用无乳糖配方奶。

3. 白天和夜间都要频繁母乳喂养 夜间哺乳有利于催乳素的分泌,因此不限制夜间哺乳。

4. 采用良好的母乳喂养姿势、含乳技巧,促进乳汁分泌,有利于母乳喂养。

5. 回应式喂养 父母确保婴儿喂养环境愉快,按时在预期婴儿饥饿时供给;父母的回应必须及时、有情感。

6. 婴儿患病期间可以继续母乳喂养。

7. 为避免乳头混淆,不给母乳喂养的新生儿使用奶瓶奶嘴和安抚奶嘴。

8. 让母亲对自己母乳喂养的能力充满信心。

9. 维生素 D 补充 足月儿每日补充 400IU。

10. 早产儿 鼓励母乳喂养,按需哺乳,每 2~3 小时喂哺一次,如果新生儿睡眠时间超过 3 小时,母亲需要唤醒婴儿进行喂哺。高危早产儿强化喂养时间可至矫正 6 个月,个别甚至到 1 岁;低危早产儿强化喂养至矫正 3 个月。每日补充维生素 D 800IU 至 3 月龄。

(二)营养性疾病指导

1. 营养不良 每次吃空一侧乳房,再吃另一侧乳房,24 小时内交替哺乳,确保前奶和后奶的哺乳;按需哺乳,睡眠间隔时间不超过 3 小时进行哺乳;每日哺乳次数 8~12 次;每次哺乳时间不少于 30 分钟。

2. 超重、肥胖 按需哺乳,回应式喂养,提倡纯母乳喂养。

3. 营养性缺铁性贫血 早产儿 / 低出生体重儿应从出生后 2~4 周龄开始补铁,剂量每日 2mg/kg 元素铁。轻中度贫血儿童补充铁剂后 2~4 周复查 Hb,经铁剂治疗 1 个月后无改善或进行性加重,重度贫血儿童,及时转诊。

### (三) 睡眠指导

新生儿每昼夜睡眠时间一般为 16 ~ 18 个小时,早产儿睡眠时间相对较长并有个体差异。有呕吐风险的婴儿,建议喂完奶后采取侧卧位或头高脚低位半小时,防止呕吐后误吸。

### (四) 口腔保健指导

人工喂养婴儿应当避免奶瓶压迫其上下颌,不要养成含着奶瓶嘴或含着乳头睡觉的习惯;母亲避免用自己的口唇接触宝宝的奶嘴测试奶的温度;不要跟宝宝口对口亲吻。

### (五) 眼保健指导

新生儿视力发育需要良好的环境亮度,白天要保证室内光线明亮,夜间睡眠时应关灯。日常养育照护中注意保持眼部清洁卫生。保证充足睡眠和营养。出生体重<2 000g 的低出生体重儿或出生孕周<32 周的早产儿,应当在生后 4~6 周或矫正胎龄 32 周,由眼科医生进行首次眼底病变筛查。若存在其他眼病高危因素,应告知家长尽早到眼科专科医疗机构进行检查,未做过眼科专科检查,告知家长尽早检查。

### (六) 耳及听力保健指导

正确地哺乳及喂奶,防止呛奶;不要自行清洁外耳道,避免损伤;洗澡或游泳时防止呛水和耳进水;有耳毒性药物致聋家族史者,应当主动告知医生;患脑膜炎等疾病,应当注意其听力变化;远离强声或持续的噪声环境;避免头部外伤和外耳道异物;注意耳部及耳周皮肤有无异常,外耳道有无分泌物或异常气味,对声音是否反应迟钝,必要时应及时就诊。

### (七) 食物过敏指导

母乳喂养的食物过敏婴儿:建议继续母乳喂养,但母亲应回避易过敏的食物,尽量做到食物种类齐全、品种多样化,避免发生营养摄入不足。非母乳喂养的牛奶蛋白过敏婴儿:可选用氨基酸配方奶粉或深度水解蛋白配方粉替代喂养。

（八）预约下次就诊

预约 4~6 月龄健康检查。

## 二、4~6 月龄婴儿保健指导

（一）喂养指导

1. 尽量做到纯母乳喂养，从按需喂养逐渐转为按时喂养，一般每 3~4 小时喂养一次，喂养量 800~1 000ml/d。

2. 母乳不充足时，采取混合喂养应选用补授法，每次婴儿先母乳喂养 20~30 分钟，吃空两侧乳房后，再添加配方奶。喂配方奶时婴儿半坐位、上身直立，不要躺着喂奶，奶嘴处要充满液体，以免吃进空气。每次喂奶的时间 15~20 分钟，不要超过30 分钟。

3. 逐渐减少夜间哺乳次数，避免奶睡、含接奶瓶嘴入睡。注意口腔卫生。

4. 回应式喂养  哺喂间隔时间延长，需要特别关注、培养规律哺乳，回应婴儿表现出的饥饿反应进行哺乳，可更好地兼顾足量摄乳的需求。

5. 维生素 D 补充  早产儿及足月儿继续补充 400IU/d。

6. 早产儿  鼓励母乳喂养，矫正月龄 3 月龄及以上按时哺乳。根据早产儿生长和血生化情况，强化喂养时间：高危早产儿强化喂养时间可至矫正月龄 6 月龄，个别甚至到 1 岁；低危早产儿强化喂养至矫正月龄 3 月龄。

（二）营养性疾病指导

1. 营养不良  每次吃空一侧乳房，再吃另一侧乳房，24 小时内交替哺乳，确保前奶和后奶的充分哺乳；按时哺乳，每次哺乳时间不少于 30 分钟，避免强迫及过度喂养。

2. 超重、肥胖  按时哺乳，回应式喂养，提倡纯母乳喂养，避免过度喂养,每日至少 30 分钟的俯卧位伸展,体位受限(如在手推婴儿车内)时间每次不超过 1 小时。

3. 营养性缺铁性贫血 纯母乳喂养的或以母乳喂养为主的足月儿从 4 月龄开始补铁,剂量为每日 1mg/kg 元素铁。

（三）睡眠指导

根据婴儿的特点和不同的情况,可以采取仰卧、俯卧、侧卧交替的睡眠姿势,每日睡眠时间一般为 13~15 小时,减少睡眠时的哺乳次数可促进婴儿养成良好的睡眠习惯。

（四）意外预防

避免婴儿意外跌落、溺水、烫伤、意外窒息发生。

（五）口腔保健指导

在"0~3 月龄婴儿保健指导"基础上进行指导。乳牙萌出时婴儿可能出现喜欢咬硬物和手指、流涎增多,建议这一时期使用磨牙饼干或磨牙棒以减轻症状;牙齿萌出后,家长应当用温开水浸湿消毒纱布或指套牙刷轻轻擦洗婴儿牙齿,每日 1~2 次;牙齿萌出以后规律喂养,逐渐减少夜间喂养次数。

（六）耳及听力保健知识指导

在"0~3 月龄婴儿保健指导"基础上进行指导。注意有无拍打或抓耳部的动作,有无耳痒、耳痛、耳胀等症状,有无语言发育迟缓的表现,必要时应及时就诊。

（七）食物过敏指导

同"0~3 月龄婴儿保健指导"。

（八）预约下次就诊

预约 7~9 月龄体检。

# 三、7~9 月龄婴儿保健指导

（一）喂养指导

1. 乳类仍为主食,700~800ml/d,每日不少于 4 次。

2. 辅食添加 从满 6 月龄逐步引入各种食物,首先添加肉泥、肝泥、强化铁的婴儿谷粉等富铁的泥糊状食物。辅食添加没有特定的顺序。第一次添加辅食时,每日添加 1 次,尝试几口就可以,婴儿适应后酌情加餐 1~2 次。从尝试开始,辅食应该足够稠,挂勺不掉,泥状食物;可以尝试谷薯类、蔬菜、肉和水果;进食量:每餐 2~3 小勺,婴儿适应后可逐渐增加到 1/2 碗。建议婴儿每日吃 7 类辅食〔包括谷薯类、豆类及坚果类、动物性食物(鱼、禽、肉及内脏)、蛋、含维生素 A 丰富的蔬果、其他蔬果、奶类及奶制品〕中至少 4 类,每日都要吃一些动物来源食物、谷薯类、蔬菜、水果。每次只添加一种新的食物,由少到多、由稀到稠、由细到粗,每引入一种新的食物,适应 2~3 天,适应一种食物后再添加其他新的食物。引入的食物应以当地食物为基础,注意食物的质地、营养密度、卫生和制作方法,适应婴儿的摄入。

3. 回应式喂养 耐心积极地鼓励婴儿进食,不可以强迫喂食;让婴儿用自己的盘子或碗吃饭;鼓励孩子模仿周围人吃饭的动作,表扬孩子的进步;给孩子喂饭时,对着孩子微笑、跟孩子说话,愉快和有趣地回应孩子。

4. 婴儿 6 月龄以后,可以用蛋、肉、蔬菜等食物做辅食,动物来源的食物如红肉、动物血、肝脏,以及深色蔬菜,可预防营养性缺铁性贫血的发生。

5. 维生素 D 补充 早产儿及足月儿每日补充 400IU。

6. 早产儿 个别高危早产儿强化喂养时间可至矫正月龄 12 月龄。胎龄小的早产 / 低出生体重儿引入辅食时间相对较晚,但不应迟于矫正月龄 6 月龄,辅食添加首先是富含铁的食物,如肉泥、肝泥、动物血、绿色蔬菜泥。

(二)营养性疾病指导

1. 营养不良 避免强迫及过度喂养,培养规律的哺乳习惯;创造舒适的进食环境。合理添加辅食:每日摄入谷薯类、肉类、水果、蔬菜尤其是深色蔬菜;增加蛋白质含量丰富的食物摄入,富含维生素 A、锌的食物摄入;关注蛋白质和能量的摄入量,注意各种微量元素和维生素的充足摄入,尤其是铁元素和维生素 D 的摄入。

2. 超重、肥胖　可适当减少高能量食物的喂养量,每日进行多种形式的身体活动,如主被动操、大运动(翻身、坐、爬)等,体位受限时间(如在手推童车/婴儿车、高脚椅内)每次不超过 1 小时。

3. 营养性缺铁性贫血　通过辅食添加给予富含铁食物或者铁强化配方食品。回应式喂养,培养婴儿规律的哺乳习惯。结合婴儿年龄特点合理添加辅食,频次、数量、质地,蛋白质、热量、铁、锌、维生素 A 等,符合婴儿生长发育的需求。

(三) 睡眠指导

根据婴儿的特点和不同的情况,可以采取仰卧、俯卧、侧卧交替的睡眠姿势,每日睡眠时间一般为 13~15 小时。

(四) 意外预防

避免婴儿意外跌落、溺水、烫伤、意外窒息发生。

(五) 口腔保健指导

在"4~6 月龄婴儿保健指导"内容基础上进行指导。第一颗乳牙萌出后 6 个月内,家长选择口腔医疗机构检查牙齿,之后每半年检查 1 次牙齿。

(六) 耳及听力保健知识指导

同"4~6 月龄婴儿保健指导"。

(七) 食物过敏指导

新添加的辅食建议在中午前喂养,如发生不良反应可及时处理。添加辅食出现呕吐、腹泻、皮疹等不良反应,须及时停止添加;不良反应严重,应及时就诊;不良反应轻微,可等待不良反应消失后再次尝试添加。早期添加易过敏食物可通过诱导口服耐受而减少食物过敏,婴儿开始添加辅食后适时引入花生、鸡蛋、鱼肉等易过敏食物,可减少婴儿对这些食物过敏。另外,食物多样化有助于减少食物过敏以及其他过敏性疾病。

(八) 预约下次就诊

预约 10~12 月龄健康检查。

## 四、10~12 月龄婴儿保健指导

(一) 喂养指导

1. 继续母乳喂养,每日喂养 2~4 次,奶量约 600ml/d;安排在两次添加辅食之间、添加辅食过程中或睡前,逐渐停止夜间喂养。

2. 合理添加辅食,每日 2~3 次,从刚开始的泥糊状逐渐过渡到带有小颗粒;每餐可有 3~4 个食物品种,每日三餐两点,逐渐过渡为三餐辅食为主餐,乳类为辅餐;建议婴儿每日吃 7 类辅食中至少 4 类,每日都要吃一些动物来源食物、谷薯类、蔬菜、水果。辅食制作应注意卫生。

3. 注意饮食合理搭配(谷薯类、蔬菜、肉类、乳类)、专门制作(细、软,烂,色、香、味俱全),选用新鲜天然食物,尽量不加盐、糖及各种调味品,保持食物的天然味道,增加婴儿对不同食物口味和质地的体会,降低未来挑食、偏食的风险。

4. 回应式喂养  同 "7~9 月龄婴儿保健指导"。

5. 定时定点进餐,每餐进餐时间 20~30 分钟。

6. 维生素 D 补充  早产儿及足月儿补充维生素 D 400IU。

7. 早产儿  每日提供富含蛋白质、铁、锌、维生素 A 丰富的食物;合理添加辅食,每日 2~3 次正餐,1~2 次加餐;每日吃 7 类辅食中至少 4 类。

(二) 营养性疾病指导

1. 营养不良  避免强迫及过度喂养;避免攀比婴儿的体格生长和进食量;合理添加辅食:每日食物种类不少于 4 种,食物品种多样化;结合婴儿月龄合理提供能量及蛋白质、铁、锌、维生素 A 的食物摄入,创造父母与婴儿共同的、舒适的进食环境;每日提供的各类食物营养素符合婴儿生长发育的需要。

2. 超重、肥胖　提倡回应式喂养,避免过度喂养,鼓励但不强迫进食,可适当减少高能量食物的喂养量;不额外添加糖、盐及各种调味品;婴儿每日以多种方式进行游戏活动,在家长的引导下采用互动式游戏方式进行活动;每日大运动时间不少于 2 小时。

3. 营养性缺铁性贫血　培养婴儿健康的进餐行为,避免挑食及偏食的不良饮食习惯;每日食物种类不少于 4 类,食物品种多样化,摄入富含蛋白质(肉类、鸡蛋)、铁(瘦肉、肝脏、动物血)、维生素 C(绿色蔬菜)、锌等的食物。

(三)睡眠指导

根据婴儿的特点和不同的情况,可以采取仰卧、俯卧、侧卧交替的睡眠姿势,每日睡眠时间一般为 12~14 小时。

(四)意外预防

避免异物进入外耳道、口鼻,避免烫伤,避免意外窒息发生。

(五)口腔保健指导

同"7~9 月龄婴儿保健指导"。

(六)耳及听力保健知识指导

同"4~6 月龄婴儿保健指导"。

(七)食物过敏指导

不盲目回避易过敏食物,1 岁内适时引入各种食物。每次只引入一种新的食物,逐步达到食物多样化。每引入一种新的食物应适应 2~3 天,密切观察是否出现呕吐、腹泻、皮疹等不良反应,如出现不良反应,及时停止喂养,待症状消失后再从小量开始尝试,如仍然出现同样的不良反应,及时就诊。

(八)预约下次就诊

预约 1 岁 5 月龄~1 岁 6 月龄健康检查。

## 五、1~2 岁幼儿保健指导

### （一）喂养指导

1. 三餐饭为主餐，乳类为加餐，13~23 月龄乳类约 500ml/d，喂养次数 2~3 次 /d，继续母乳喂养。不能母乳喂养或母乳不足时，建议以合适的配方奶作为补充，可引入少量鲜牛奶、酸奶、奶酪等。

2. 合理添加辅食，每日 3 次辅食和 3 次加餐，每日与家人同步进食早、中、晚 3 次正餐，早午餐间、午晚餐间、睡前 1~2 小时进食加餐；两正餐之间间隔 4~5 小时，正餐与加餐之间应间隔 1.5~2 小时，加餐分量宜少，以免影响正餐进餐量。建议婴儿每日吃 7 类辅食中至少 4 类，每日都要吃一些动物来源食物、谷薯类、蔬菜、水果。每日谷薯类 50~100g、蔬菜及水果各 50~100g、肉禽鱼 50~75g、鸡蛋 25~50g、油 5~15g、盐 0.5~1.5g。辅食制作卫生。

3. 饮食行为指导，避免强迫喂养、过度喂养；避免攀比儿童的体格生长值和进食量；创造安静、舒适的进食环境。进餐时应保障儿童情绪愉快、抚养人态度温和、为儿童示范良好的饮食行为，干预过程需保持耐心，家人互相配合，共同支持，对孩子良好的饮食行为给予鼓励和强化。让儿童用自己的盘子或碗吃饭，能够比较清楚地掌握儿童进食量；给孩子喂饭时，应对着孩子微笑、跟孩子说话，愉快和有趣地回应孩子。

4. 定时定点进餐，每餐时间 20~30 分钟。

5. 早产儿　每日补充维生素 D 500IU，适量补充维生素 A、铁剂。

### （二）营养性疾病指导

1. 营养不良　避免强迫及过度喂养，造成挑食、偏食的不良饮食习惯；创造舒适的进食环境，幼儿食物的制作与成人分开，避免食用油及盐摄入量过高；每日提供 3 次正餐、2 次加餐，增加蛋白质含量丰富的食物摄入，关注蛋白质和能量的摄入量，以及各种微量元素和维生素的充足摄入，尤其是铁元素和维生素 D 的摄入。

2. 超重、肥胖　膳食品种多样化，每日摄入正常生长发育所需适量肉、蛋、奶等蛋白质类食物的前提下，可适当减少总热量的摄入。为幼儿提供良好的进餐环境和气氛，避免为幼儿准备过多食物，减少食物诱惑，不追逐喂养、不强迫进食、避免食物鼓励，减少外出就餐。每日各种强度的身体活动至少 180 分钟，体位受限时间（如在手推童车 / 婴儿车、高脚椅内）每次不超过 1 小时。

3. 营养性缺铁性贫血　合理辅食添加，每日 3 次正餐、2 次加餐。每日提供蛋白质丰富的食物（肉类、蛋、豆类及其制品等）、富含铁的食物（畜肉、肝脏、动物血）、富含维生素 C 的食物（绿色蔬菜）。

（三）睡眠指导

每日总睡眠时间 12~12.5 小时。

（四）安全指导

进食安全，避免婴儿意外跌落、溺水、烫伤、意外窒息发生。

（五）口腔卫生习惯

当多颗乳牙萌出后，家长可选用婴幼儿牙刷为幼儿每日刷牙 2 次，幼儿期尽量不用安抚奶嘴，纠正吮指、咬唇、吐舌、口呼吸等不良习惯。建议 18 个月后停止使用奶瓶。减少每日吃甜食及饮用碳酸饮料的频率，进食富含纤维、有一定硬度的固体食物；培养规律性的饮食习惯，注意营养均衡；每半年检查牙齿 1 次。

（六）眼保健指导

应指导家长注意观察幼儿有无歪头视物、视物距离过近等异常行为；保证充足睡眠和营养；告知家长每半年带幼儿接受一次眼保健和视力检查；建议低龄儿童尽量以家长读绘本为主进行阅读,减少近距离用眼时长。建议幼儿禁用手机、电脑等视屏类电子产品;尽量避免操作各种视屏类电子产品。眼睛与各种电子产品荧光屏的距离一般为屏面对角线的 5~7 倍,屏面略低于眼高;户外活动每日不少于 2 小时;避免让幼儿玩尖锐物,避免接触强酸、强碱等洗涤剂;教育和督促幼儿经常洗手,不揉眼睛,不带患传染性眼病幼儿到人群聚集场所活动。

(七) 耳及听力保健知识指导

不要自行清洁外耳道,避免损伤;洗澡或游泳时防止呛水和耳进水;有耳毒性药物致聋家族史者,应当主动告知医生;远离强声或持续的噪声环境,避免使用耳机;避免头部外伤和外耳道异物;患腮腺炎、脑膜炎等疾病,应当注意其听力变化;注意有无拍打或抓耳部的动作,耳部及耳周皮肤有无异常,外耳道有无分泌物或异常气味,有无耳痒、耳痛、耳胀等症状,对声音是否反应迟钝,有无语言发育迟缓的表现;必要时应及时就诊。

(八) 食物过敏指导

严格回避过敏食物,所有过敏食物应从饮食中完全排除,用同类食物替代,确保营养素摄入达到需要。对严重过敏症状的患儿,饮食回避的时间应适当延长;对多食物过敏,可选用低过敏原食物;2 岁后因食物多样化,营养素来源丰富,牛奶蛋白过敏儿童可采用无奶饮食,但需要摄入富含钙的食物及补充钙剂。

(九) 预约下次就诊

预约 2 岁 5 月龄~2 岁 6 月龄健康检查。

## 六、2~3 岁幼儿保健指导

(一) 喂养指导

1. 每日早、中、晚 3 次正餐,早午餐间、午晚餐间的 2 次加餐,晚餐时间比较早时,可在睡前 2 小时安排一次加餐,两正餐之间间隔 4~5 小时,正餐与加餐之间应间隔 1.5~2 小时;加餐分量宜少,以免影响正餐进餐量,加餐以水果、奶类和坚果为主,可配少量松软面点,不喝或少喝含糖饮料。

2. 建议婴儿每日吃 7 类辅食中至少 4 类,每日都要吃一些动物来源食物、谷薯类、蔬菜、水果;谷薯类 75~125g、蔬菜及水果 100~200g、肉禽鱼 50~75g、蛋 50g、奶类 350~500g、大豆 5~15g、盐 2g。

3. 食物天然新鲜、多样、易消化、营养、卫生,少盐、少调料、少油炸,食物制作的质地配合口腔功能发展,适合儿童消化能力,注意色、香、味、形,提高幼儿的食欲。

4. 饮食行为指导   同 "1~2 岁幼儿保健指导"。

(二)营养性疾病指导

1. 营养不良   每日食物种类不少于 4 种,正餐 3 次,加餐 2 次;每日提供的热量达到推荐摄入量的 85% 以上,蛋白质、维生素、矿物质达到推荐摄入量的 80% 及以上。每日大运动 2 小时。

2. 超重、肥胖   膳食品种多样化,少吃快餐,少喝果汁,不喝含糖饮料。在每日摄入正常生长发育所需适量肉、蛋、奶等蛋白质类食物的前提下,为儿童提供良好的进餐环境和气氛,避免为幼儿准备过多食物,减少食物诱惑,不追逐喂养,不强迫进食,避免食物奖励,减少外出就餐。多选择能量密度较低的食品,提供品种丰富的蔬菜、水果、全谷类食物,减少高脂、高糖、高热量食品的提供,严格控制含糖饮料等高能量零食的摄入。每日至少 180 分钟的体能活动,其中包括不少于 120 分钟的中等及以上强度活动;避免有连续 1 小时的静止状态,每日久坐 / 静态活动累计时间不超过 2 小时。

3. 营养性缺铁性贫血   倡导均衡膳食,每日进食按照《中国学龄儿童膳食指南(2022)》中学龄前儿童平衡膳食宝塔,摄入谷类和薯类、动物性食品、蔬菜和水果,进食富含维生素 C 的新鲜蔬菜和水果。纠正厌食和偏食等不良的饮食习惯,合理搭配,保证食物多样化,增加微量营养素的吸收。牛奶影响铁的吸收,避免与含铁丰富的食物同时食用。

（三）睡眠指导

每日睡眠时间 12~12.5 小时,夜间睡眠 10 小时,昼间睡眠时间冬季 1.5~2 小时,夏季 2~2.5 小时。睡前 1 小时不宜使用电子产品,以免影响睡眠。

（四）安全指导

进食安全,避免婴儿意外跌落、溺水、烫伤、意外窒息发生。

（五）口腔卫生习惯

每日早晚刷牙 2 次;建议使用儿童含氟牙膏;纠正吮指、咬唇、吐舌、口呼吸等不良习惯;口腔健康检查,每半年检查一次牙齿。

（六）耳及听力保健知识指导

同 "1~2 岁幼儿保健指导"。

（七）眼保健指导

同 "1~2 岁幼儿保健指导"。

（八）预约下次就诊

预约 3~6 岁每年 1 次健康检查。

## 七、3~6 岁学龄前儿童保健指导

（一）喂养指导

每日安排早、中、晚 3 次正餐,以及早午餐间、午晚餐间的 2 次加餐,晚餐时间比较早时,可在睡前 2 小时安排一次加餐。儿童两正餐之间应间隔 4~5 小时,正餐与加餐之间应间隔 1.5~2 小时。加餐以水果、奶类和坚果为主。

食物应天然新鲜、多样、易消化、营养、卫生;烹调方法适当、少盐、少调料、少油炸;食物制作的质地配合口腔功能发展,适合儿童消化能力,注意食物的色、香、味、形。

每日摄入谷类 100~150g、蔬菜 150~300g、水果 150~250g、肉禽鱼 50~75g、蛋 50g、奶类 350~500g、大豆 10~20g、盐 3g。

（二）营养性疾病指导

1. 营养不良　培养健康的饮食行为，提倡平衡膳食，避免强迫及过度喂养；避免儿童挑食、偏食；创造安静、舒适的进食环境，儿童情绪愉快、抚养人态度温和、示范健康饮食行为；干预过程中保持耐心，家人互相配合，共同支持，对儿童好的行为给予鼓励和强化。

2. 超重、肥胖　可适当减少高能量食物的喂养量，避免总热量摄入过量。幼儿期均衡膳食：膳食品种多样化，少吃快餐，少喝果汁，不喝含糖饮料。在每日摄入正常生长发育所需适量肉、蛋、奶等蛋白质类食物的前提下，为儿童提供良好的进餐环境和气氛，避免为幼儿准备过多食物，减少食物诱惑，不追逐喂养，不强迫进食，避免食物奖励，减少外出就餐。

3. 营养性缺铁性贫血　同"2~3 岁幼儿保健指导"。

（三）安全指导

注意进食安全，避免婴儿意外跌落、溺水、烫伤、意外窒息发生。

（四）睡眠指导

同"2~3 岁幼儿保健指导"。

（五）口腔卫生习惯

在"2~3 岁幼儿保健指导"基础上进行指导。可接受由口腔专业人员实施的局部应用氟化物防龋措施，每年 2 次；由口腔专业人员对窝沟较深的乳磨牙及第一恒磨牙进行窝沟封闭，预防窝沟龋。

（六）耳及听力保健知识指导

同"1~2 岁幼儿保健指导"。

（七）眼保健指导

至少每年带儿童进行一次眼保健和视力检查。

注意用眼卫生：①培养良好的用眼卫生习惯，包括培养正确的看书、写字姿势，正确的握笔方法，在良好的照明环境下读书、游戏；儿童持续近距离注视时间每次不宜超过 30 分钟，操作各种视屏类电子产品时间每次不宜超过 20 分钟，每日累计时间建议不超过 1 小时，近距离用眼后远眺约 6m 外的景物 20 秒。②屈光不正儿童要到具有相应资质的医疗机构或眼镜验配机构进行正规散瞳验光，调整眼镜屈光度，不要使用劣质及不合格眼镜。③不要盲目使用眼保健产品，要在医生指导下合理、适度使用。④合理营养，平衡膳食；经常到户外活动，每日 2 小时以上在室外活动，"目"浴阳光。

防止眼外伤：①儿童应当远离烟花爆竹、锐利器械、有害物质，不在具有危险的场所活动，防范宠物对眼的伤害。②儿童活动场所不要放置锐利器械、强酸强碱等有害物品，注意玩具的安全性。③儿童眼进入异物，或眼球扎伤、撞伤，要及时到设有眼科的医疗机构就诊。④预防传染性眼病，教育和督促儿童经常洗手，不揉眼睛；不要带领患有传染性眼病的儿童到人群聚集的场所活动；基层医疗卫生机构或托幼机构应当注意隔离患有传染性眼病的儿童，防止疾病传播蔓延。

（八）预约下次就诊

预约 3~6 岁每年 1 次体检。

## 学 习 小 结

儿童健康指导是基层医疗卫生机构儿童保健医生帮助家长尽快掌握正确的养育技能，促进儿童早期发展、提升儿童健康水平的重要方式。医生应加强喂养指导，提高纯母乳喂养率、提升辅食添加合理性，促进婴幼儿正常生长发育,降低营养性疾病的患病率。通过睡眠指导,帮助婴幼儿保持充足的睡眠,促进生长发育。通过口腔卫生指导,促进儿童口腔卫生习惯的养成,降低婴幼儿龋齿患病率。通过眼卫生指导,促进儿童眼卫生习惯养成,降低近视风险。通过安全照护指导,预防儿童意外伤害事故。针对营养不良超重及肥胖、贫血儿童进行个性化指导,针对早产儿进行科学化喂养指导,能降低常见疾病患病率,促进儿童健康成长。

(隗秋连 李一辰 陶荣 何辉 陈雪辉)

# 推荐阅读文献 |

1　葛均波, 王辰, 王建安. 内科学. 10 版. 北京: 人民卫生出版社, 2025.

2　国家卫生和计划生育委员会. 儿童耳及听力保健技术规范.(2013-04-09)[2024-03-10]. http://www. nhc. gov. cn/ewebeditor/upload-file/2013/04/20130415103640890. doc.

3　国家卫生和计划生育委员会. 儿童口腔保健指导技术规范.(2013-04-09)[2024-03-10]. http://www. nhc. gov. cn/ewebeditor/upload-file/2013/04/20130415103654106. doc.

4　国家卫生和计划生育委员会妇幼健康服务司. 全国儿童保健工作规范 ( 试行).(2009-12-17)[2024-03-10]. http://www. nhc. gov. cn/cmsre-sources/mohfybjysqwss/cmsrsdocument/doc6921. doc.

5　国家卫生健康委员会. 0~6 岁儿童眼保健及视力检查服务规范 ( 试行).(2021-06-17)[2024-03-10]. https://www. gov. cn/zhengce/zhengceku/2021-06/24/content_5620637. htm.

6　国家卫生健康委员会. 妊娠期妇女体重增长推荐值标准: WS/T 801—2022.(2022-07-28)[2024-03-10]. http://www. nhc. gov. cn/wjw/fyjk/202208/864ddc16511148819168305d3e576de9/files/4c0e42b584dd4c25b1a4004dd260d561. pdf.

7　国家卫生健康委员会妇幼健康司. 婴幼儿喂养咨询: 基层卫生人员培训教程与实践指导. 北京: 人民卫生出版社, 2021.

8　黄国英, 孙锟, 罗小平. 儿科学. 10 版. 北京: 人民卫生出版社, 2024.

9　孔北华, 马丁, 段涛. 妇产科学. 10 版. 北京: 人民卫生出版社, 2025.

10　王天有, 申昆玲, 沈颖. 诸福棠实用儿科学. 9 版. 北京: 人民卫生出版社, 2022.

11　卫生部. 儿童喂养与营养指导技术规范.(2012-05-12)[2024-03-10]. http://www. nhc. gov. cn/cmsresources/mohfybjysqwss/cmsrsdocument/

doc14756. doc.

12  卫生部. 儿童营养性疾病管理技术规范.(2012-05-12)[2024-03-10].
    http://www. nhc. gov. cn/cmsresources/mohfybjysqwss/cmsrsdocument/
    doc14757. doc.

13  中国疾病预防控制中心妇幼保健中心. 妇幼保健机构儿童营养与体格
    生长门诊服务指南 ( 试行). 北京: 人民卫生出版社, 2021.

14  中国营养学会. 中国居民膳食营养素参考摄入量 (2023 版). 北京: 人民
    卫生出版社, 2023.

15  中国营养学会. 中国居民膳食指南 (2022). 北京: 人民卫生出版社,
    2022.